这样减肥不反弹

仰望尾迹云

Slim forever

电子工业出版社
Publishing House of Electronics Industry
北京·BEIJING

未经许可,不得以任何方式复制或抄袭本书之部分或全部内容。
版权所有,侵权必究。

图书在版编目(CIP)数据

这样减肥不反弹 / 仰望尾迹云著. — 北京:电子工业出版社,2018.4
ISBN 978-7-121-33737-6

Ⅰ. ①这… Ⅱ. ①仰… Ⅲ. ①减肥-基本知识 Ⅳ. ①R161

中国版本图书馆 CIP 数据核字(2018)第 033216 号

策划编辑:于 兰
责任编辑:于 兰
特约编辑:梁卫红
印　　刷:中国电影出版社印刷厂
装　　订:中国电影出版社印刷厂
出版发行:电子工业出版社
　　　　　北京市海淀区万寿路 173 信箱　邮编:100036
开　　本:880×1230　1/32　印张:8.25　字数:195 千字
版　　次:2018 年 4 月第 1 版
印　　次:2019 年 3 月第 4 次印刷
定　　价:55.00 元

凡所购买电子工业出版社图书有缺损问题,请向购买书店调换。若书店售缺,请与本社发行部联系,联系及邮购电话:(010)88254888,88258888。

质量投诉请发邮件至 zlts@phei.com.cn,盗版侵权举报请发邮件至 dbqq@phei.com.cn。

本书咨询方式:yul@phei.com.cn。

前言

上一本畅销书《我的最后一本减肥书》，更多地传达了关于科学减肥的基本理念。而《这样减肥不反弹》则侧重于讨论关于科学减肥的具体知识。比如，它分别用两章的内容，从运动和饮食两个角度，全面破解了20个最常见的减肥误区。面对减肥问题，让很多人苦恼的是，市面上的减肥说法众多，不知道该相信谁。通过本书对这些误区的破解，能帮助读者快速了解减肥的各种"坑"，让自己的减肥"事业"少走弯路。

作为减肥饮食的一大世纪难题，糖类和脂肪哪个更容易致胖，本书也给出了答案。在解析答案的过程中，读者将会全面了解到糖类和脂肪对我们的身材产生的影响，以及我们应该如何合理摄取糖类和脂肪，为减肥塑形服务。同样，低碳水减肥法的"领军人物"——阿特金斯减肥法到底靠不靠谱，是"糖类和脂肪哪个更容易致胖"这个话题衍生出来的具体操作层面上的问题。本书也会用一章的内容，专门带领读者了解阿特金斯减肥法的秘密，分析这种减肥法到底是"天使"还是"魔鬼"。

本书还对减肥药和减肥补剂做了详细的介绍，为使用过或者打算使用它们的朋友，提供了全面的建议。对于增肌及暴食症人群如何减脂，本书也有涉及，并提供了具体指导。此外，在减肥过程中我们怎样做到营养均衡，如何避免因为减肥引起的衰老、皮肤松弛、面容憔悴等问题，读者在本书中都能找到答案。

1 云氏戒律减肥法
——学生和工作餐一族怎么减脂

案例——从饮食戒律到良好的饮食习惯

1.1 云氏戒律减肥法跟模块化饮食法相比有什么不同 / 016

1.2 云氏戒律之九大饮食结构戒律 / 018

1.3 云氏戒律之九大热量控制戒律 / 027

1.4 云氏戒律之 NEAT 戒律及运动要求 / 034

1.5 云氏戒律之如何保持减肥成果 / 038

参考文献 / 042

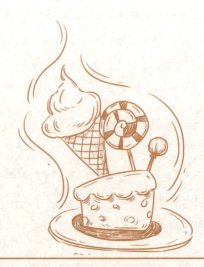

2 常见减肥药和减肥补剂有效吗,安全吗

案例——吃减肥药让她从此没法出门

2.1 减肥药,首先关注副作用 / 046

2.2 高风险不一定高收益——减肥药的作用很有限 / 049

2.3 奥利司他效果如何 / 051

2.4 减肥代餐能减肥吗 / 055

2.5 酵素减肥管用吗 / 057

2.6 其他常见的减肥产品 / 062

参考文献 / 073

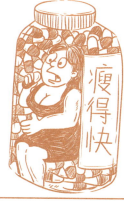

CONTENTS

3 脂肪和糖
——到底谁是"魔鬼"

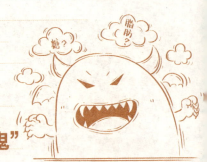

案例——吃的一样多,为什么他会由胖变瘦

3.1 什么是糖 / 078

3.2 我们身上的肥肉是怎么来的 / 082

3.3 脂肪变肥肉最节约能量 / 084

3.4 身体如何利用食物中的碳水化合物——第一步,先补充糖原 / 086

3.5 身体如何利用食物中的碳水化合物——第二步,优先氧化 / 089

3.6 碳水化合物不容易致胖的第三个原因 / 091

3.7 碳水化合物——增重不增肥 / 093

3.8 我们该怎么吃碳水化合物 / 097

3.9 最不容易致胖的东西——蛋白质 / 102

3.10 为什么说脂肪是最容易致胖的东西 / 105

3.11 我们该怎么吃脂肪 / 108

参考文献 / 110

4 阿特金斯减肥法
——是"金矿"还是"陷阱"

案例——阿特金斯的减肥骗局

4.1 阿特金斯减肥法——一种流行饮食法 / 116

4.2 阿特金斯减肥骗局一：基本原理错误 /119

4.3 阿特金斯减肥骗局二：操作烦琐、副作用明显，无法长期使用 / 133

4.4 阿特金斯减肥骗局三：减重不减肥 / 137

4.5 阿特金斯减肥骗局四：不利于健康 / 140

参考文献 / 143

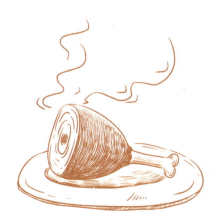

CONTENTS

5 减肥误区 TOP10（运动篇）

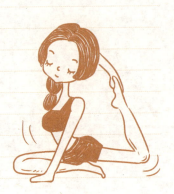

案例——小误区造成减肥大失败

5.1 减肥误区 TOP10：运动必须达到燃脂心率才能减肥 / 148

5.2 减肥误区 TOP9：不运动就不能减肥 / 150

5.3 减肥误区 TOP8：运动减肥无用论 / 153

5.4 减肥误区 TOP7：脂肪分为软脂肪和硬脂肪 / 156

5.5 减肥误区 TOP6：运动时不累就不减肥，越累越减肥 / 158

5.6 减肥误区 TOP5：哪里不动，脂肪就堆积在哪里 / 160

5.7 减肥误区 TOP4：女性没有睾酮，所以女性做力量训练也不会长肌肉，对减肥没用 / 163

5.8 减肥误区 TOP3：运动 30 分钟后才开始消耗脂肪 / 164

5.9 减肥误区 TOP2：运动必须出汗才能减肥 / 166

5.10 减肥误区 TOP1：锻炼哪儿就瘦哪儿 / 168

参考文献 / 170

6 减肥误区 TOP10（饮食篇）

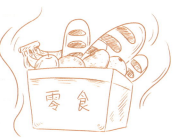

案例——水果不是减肥药

6.1 减肥误区 TOP10：运动后吃东西马上变肥肉 / 174

6.2 减肥误区 TOP9："过午不食"是减肥的好方法 / 177

6.3 减肥误区 TOP8：只要吃水果就能减肥 / 180

6.4 减肥误区 TOP7：不吃早餐就能减肥 / 183

6.5 减肥误区 TOP6：减肥不能吃肉 / 186

6.6 减肥误区 TOP5："健康油"吃了不会胖 / 188

6.7 减肥误区 TOP4：吃盐会致胖 / 190

6.8 减肥误区 TOP3：阿斯巴甜（零度可乐）更会让人变胖 / 193

6.9 减肥误区 TOP2：喝啤酒会致胖，喝白酒不会 / 196

6.10 减肥误区 TOP1：运动减肥千万不能喝水 / 197

参考文献 / 200

7 击败暴食症

案例——一篇暴食者的日记

7.1 先别着急给自己贴标签——什么是暴食症 / 203

7.2 我们为什么会暴食 / 208

7.3 得了暴食症怎么办 / 215

参考文献 / 224

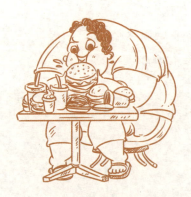

8 减肥时怎样防止营养不良和衰老

案例——减肥为什么让她看上去老了 10 岁

8.1 为什么减肥时容易营养不良 / 228

8.2 多吃蔬菜水果就不会导致维生素缺乏吗 / 233

8.3 使用营养素补剂可以代替饮食吗 / 235

8.4 减肥会导致衰老吗 / 238

8.5 减肥大量运动容易造成什么营养素缺乏 / 240

8.6 减肥与抗氧化剂补充——维生素 C、维生素 E 和 β- 胡萝卜素 / 245

8.7 减肥与 B 族维生素 / 248

8.8 女性减肥尤其应该注意补充钙和铁 / 251

8.9 减肥的女性如何补钙 / 255

8.10 人过了 40 岁，骨质可能就开始流失 / 257

8.11 钙吸收的影响因素 / 259

参考文献 / 262

1

云氏戒律减肥法
——学生和工作餐一族怎么减脂

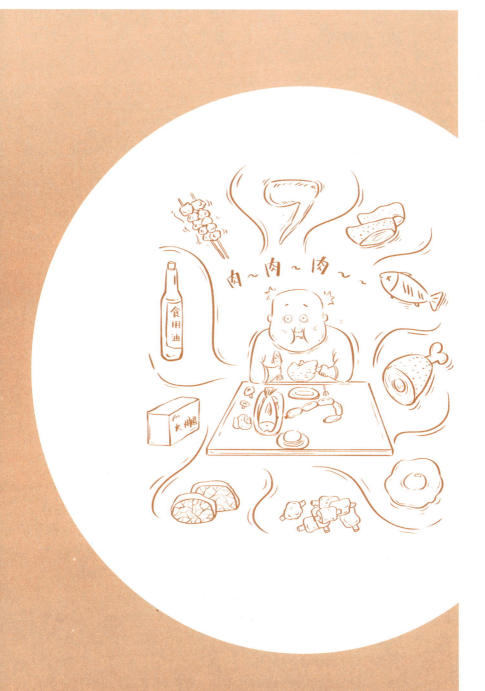

从饮食戒律到良好的
饮食习惯

小玥是名在校生，读了我的书，觉得模块化饮食法[1]特别好，但是因为自己是名在校学生，每天吃食堂，模块化饮食法实在难以执行。

不能使用模块化饮食法的人该怎么减肥呢？其实也有方法。我给小玥规定了18条饮食戒律，让她按照戒律吃东西，每天吃的所有食物都要符合戒律的要求。

按照戒律吃东西，小玥一开始觉得很新鲜。她跟我说，"戒律"这个词儿，让我每天的饮食很有仪式感，坚持起来感觉挺有意思的。

但是其中有一些戒律，也让小玥头大，比如其中有一条戒律规定，不管吃什么，咀嚼的次数都要达到35次再咽下去。也就是说，一口食物，要嚼35口，小玥一开始很难做到。

她说，以前她吃东西，说不上狼吞虎咽吧，但也不慢，一口食物嚼十几次就咽下去了。这样吃很过瘾，但吃得太快，有时候没有感觉到饱呢，胃已经撑得难受了。所以自己总是比吃饭慢的人多吃很多。

在执行"35口"这个戒律的头几天，小玥吃东西的时候老是忘，有时候一不小心，食物没咀嚼够次数就咽了。但是到后来，慢慢地，她习惯了这种吃东西的方式，自然而然地就放慢了进食的速度。

她跟我说，还真是神了，她习惯按照戒律吃东西之后，原来的量吃到一半多，就已经饱了，完全吃不下那么多东西了。自然少吃，还一点都不饿，饮食戒律还真管用。

小玥在压力比较大的时候，偶尔还会有暴食的情况，在很短的时间内，吃下非常多的东西，直到胃觉得难受才能停下来。在执行了饮食戒律之

·案·例·

后，她觉得戒律中关于如何吃东西的几条也特别适合改善暴食。比如"小口吃饭""嘴里有食物的时候就清空两只手"等戒律，养成习惯之后，都能改善她的暴食行为。

饮食戒律还帮她成功戒掉了零食。她以前绝对是零食狂，现在她说，在超市看到零食也不太想买了，甚至零食在手边也不太想吃了。

就这样，在小玥执行饮食戒律的头28天之内，配合每天相应的运动和活动，体重减轻了5斤半。腰围更明显，减了9厘米。并且，在这个过程中，除了一开始不太习惯戒律，执行起来有点"操心"之外，她没有挨饿，就成功瘦下来了。

后来小玥的体重持续减轻，身体围度也逐渐减小，在我最后一次回访的时候她已经瘦了14斤。而且，她已经完全把饮食戒律当成了习惯，人不但瘦了，漂亮了，而且还觉得身体特别舒服，皮肤也好了，精神状态很不错。这是让她觉得比减肥本身更大的收获。

其实，饮食戒律就是用戒律的形式，规范了使用者的饮食习惯，让使用者从不健康的饮食习惯转变为健康的饮食习惯。健康的饮食不但能带来身体上的改变，还能让我们更瘦、更漂亮，而且对健康有全面的好处。

最后，小玥总结，通过改变饮食习惯，以及相应的生活方式，自己的心态发生了很大变化。以前吃饭快、饮食口味重，追求一种饮食的"快感"，但自从选择了饮食戒律之后，吃东西小口，慢慢咀嚼，大油高盐辛辣的东西都不吃了。清淡的食物的鲜味是她之前未曾体验过的。她从日常的饮食里，尝出了不一样的味道。

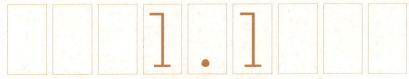

1.1 云氏戒律减肥法跟模块化饮食法相比有什么不同

我给小玥用的这套减肥方法,同时还包括 NEAT 和运动方面的手段,也是一整套系统的减肥方法。其中的饮食戒律,其实用营养学的术语说,属于肥胖控制的行为疗法。通过行为方面的改变,最终通过减少饮食热量摄入,进而达到减肥的目的。

很多研究都发现,饮食行为疗法的效果还是很不错的[2]。我给小玥的减肥方案,就是借鉴了饮食行为疗法中的很多成熟的研究结果,总结提升之后形成的系统减肥方法。我也给它起了个名字,叫"云氏戒律减肥法",简称"云氏戒律"。

模块化饮食法,其本质上是一种对食物种类、数量的要求和限制。通过吃对的食物,控制食物摄入量,让自己不用明显挨饿,甚至吃饱吃撑,还能健康地瘦下来。

但是模块化饮食法也有自己的不足。一方面,这种方法只有自己能准备食物的人才能使用。吃食堂、吃工作餐的人就很难操作,除非自己带饭。

另一方面,模块化饮食法是从吃什么、吃多少下手,"怎么吃"的问题虽然也包括一些,但都不是重点。此外,模块化饮食法也没有加入关于饮食行为疗法的内容。

云氏戒律正好弥补了模块化饮食法的这些不足。第一,云氏戒律可以给任何人使用,使用面更宽。第二,云氏戒律很好地运用了饮食行为疗法,来干预体重管理。

云氏戒律到目前为止,使用过的人数已经超过 7000,整体来看效果非常好。这些使用者当中有学生、上班族、外食族,甚至还有暴食人群。云氏戒律对这些使用者的改变有口皆碑,甚至对于有些使用者来说,云氏戒律让他(她)学会了怎么去生活。

当然,模块化饮食法对热量的摄入更精确,饮食更有掌控感,这是云氏戒律无法企及的。所以,两种方法各有优势和不足,使用时,可以根据自己的情况来选择。

1.2 云氏戒律之九大饮食结构戒律

云氏戒律的饮食戒律包括两套,一共 18 条。其中一套戒律用来规范饮食结构,另外一套用来限制饮食热量。这两套戒律相互关联,相互完善,要求同时使用。下面就介绍云氏戒律中的饮食结构戒律。

九大饮食结构戒律如下。

戒律一:所有能看得见肥肉的东西都不吃。

戒律二:不喝任何酒或者饮料。

戒律三:每天吃的植物油不超过可乐瓶盖3瓶盖。

戒律四:清理掉家里的所有即食食品,不再买任何新的即食食品。

戒律五:每周外出就餐的次数控制在1次以内,外出就餐时不吃主食。

戒律六:不吃任何油炸、油煎食物。

戒律七:2个月内任何带有小麦(面粉)成分的食物都不吃。

戒律八:每天的食物当中要有600克绿叶菜。

戒律九:只要有条件,晚餐在7点前吃完,且每天晚餐后不可以再进食。

下面详细解释这九大饮食结构戒律。

戒律一：所有能看得见肥肉的东西都不吃。

看得见的肥肉，比如红烧肉、五花肉、肥的禽类肉，也包括鸡鸭的皮，这些东西都不能吃。

不用说，肥肉是绝对的高脂肪食物，本身几乎就是纯脂肪。每100克肥肉的热量能达到800多千卡。熟悉模块化饮食法的人都知道，很多人每天的热量总摄入量，也就是1500~1800千卡，只要吃100~200克肥肉，这些热量就一下子都吃进去了。

100~200克肥肉，也就是2~4两。我们一大块红烧肉上面的肥肉，大概就有1两。所以，几块红烧肉吃下去，在不知不觉中，你一天需要的食物热量可能就已经吃够了。

不用说，接下来你还要吃别的东西。这些东西就都是多余的热量了，这么吃人怎么会不胖呢？

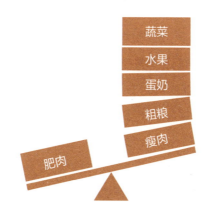

所以，对于肥肉这种"纯脂肪"，我们一定要敬而远之，在减肥期间绝对不要吃。从营养学的角度讲，常见的肥肉也几乎不能提供多少我们必需的营养。如果不吃的话，完全不会影响到我们的营养物质摄入。

有人说，肥的肉不能吃，那么肥肉炒的菜能不能吃呢？也不能吃。虽然我们可能只吃其中的菜，或者只挑里面比较瘦的肉来吃。但是，在炒菜的过程中，加热溶出的脂肪的量还是不少的，这些油都会附着在菜上面。

而且，很多肥肉上面的瘦肉，里面也有很高的看不见的油脂，所以这些东西同样不能吃。

吃肉的话，云氏戒律要求，只能吃以下这些肉类：纯瘦牛羊肉、瘦兔肉、鸡胸肉、鸭胸肉、鱼虾蟹贝类肉。这些肉脂肪含量都很低，只要吃得适量，就可以放心食用。

戒律二：不喝任何酒或者饮料。

喝酒，总的来说是不利于减肥的。酒精本身有热量，每克酒精的热量是 7 千卡，还不低。另外，饮酒可能会导致食欲增加，多吃东西，让我们变胖。

同样，饮料也不能喝。大多数饮料热量都不低，相信大家也都有所了解。最近网上流传的关于可乐里有多少糖的图片，看了才知道原来一瓶可乐简直就是一瓶白糖，让人触目惊心。

可乐的含糖量往往在 10% 左右，那么一瓶 600 毫升的可乐里面就有 60 克左右的糖。所以网上的图片并不夸张。还有些饮料含糖量能达到 12%~15%，那就更加可怕了。

可乐类的饮料用磷酸酸化，过量饮用也可能导致磷的超量摄入。高磷饮食有可能对骨骼健康有一定的损害。虽然说这个观点还有争议，但是高磷摄入，尤其是在低钙饮食的情况下高磷，毕竟也不是什么好事。

饮料方面，不加糖不加奶的咖啡可以喝，自己泡的茶也可以喝。而且，有一些研究还认为，经常喝绿茶、黑茶对减肥可能还有一些帮助。

戒律三：每天吃的植物油不超过可乐瓶盖3瓶盖。

植物油也是高热量食物之一，每100克有900千卡的热量，非常可怕。所以，不管是模块化饮食法，还是云氏戒律，对每天的植物油摄入量都有明确的限制。云氏戒律要求，在食堂吃东西，或者吃工作餐，油特别大的东西都不要吃，尽可能挑选清淡的菜来吃。

有的时候如果实在选择不出清淡的菜来，可以点一碗清淡的热汤（没有汤也可以用热水），吃菜的时候把菜涮一下。一开始可能觉得麻烦，但是这样效果很好，之后也会成为习惯。

换个角度讲，外面的东西用的是什么油？对身体健康是不是有害？很多人心里也没底。这样涮一涮水来吃，其实也能少吃很多可能不利于健康的东西。

有些东西，比如汤、米线，我们能看到表面浮着的一层油。这些油也一定要用勺子撇出去，绝对不能一起吃进肚子里。

戒律四：清理掉家里的所有即食食品，不再买任何新的即食食品。

即食食品主要指各种零食、小吃、包装食品，也包括蛋糕点心、散装熟肉熟食等。总之，买回来不需要任何加工，或者只需要简单加工就能吃的东西，都算是即食食品。这些东西，家里有的，都要清理掉，而且减肥期间不能再买这些东西。

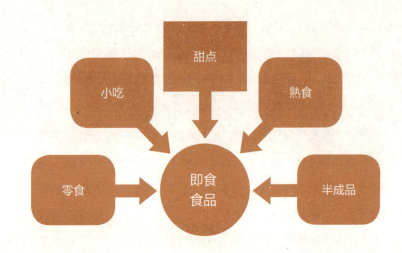

即食食品是非常容易导致人发胖的东西，不仅仅是因为这些东西热量都很高，而且更主要的原因是，即食食物非常容易享用，打开包装就能吃，不需要自己去加工。比如说，家里如果有零食的话，那么我们可能稍微有点饿，或者有时候仅仅是突然馋了，想吃东西了，就会随手打开来吃。不需要费力去加工，实在太容易获得了。

但是这个时候，让你去做饭，很多人可能都会觉得麻烦，那就忍一忍吧，先不吃了。其实，即食食品，如果手边没有，不吃也就不吃了。但如果手边有，人往往忍不住要去吃。所以，想要很好地减肥，这一条戒律一定要严格执行。

但是，牛奶、酸奶在我们的饮食戒律里不算即食食品，可以吃。酸奶吃原味酸奶，不要吃添加了太多其他东西的酸奶。

很多人问牛奶是不是一定要喝脱脂的，其实不需要。全脂牛奶的热量本来就不高，只要不喝特别多的话没关系。另外，牛奶里的很多脂溶性营养素，都在牛奶的脂肪里面，脱脂牛奶的营养价值要降低很多。

坚果也可以限量吃，每天只能吃 15~20 克。

水果可以吃，但是要注意热量，有些水果热量比较高，不建议吃。比如椰子肉、牛油果、山楂、枣、香蕉、桂圆、菠萝蜜、榴莲，等等。

简单地区分水果的热量，其实可以通过产地来看。热带水果，一般总体来说比温带水果热量高，所以我们吃水果的时候可以尽量吃温带水果，热带水果不要吃。

戒律五：每周外出就餐的次数控制在1次以内，外出就餐时不吃主食。

外出就餐，指我们自己为了改善口味出去吃东西，或者因为社交原因出去吃东西。外出就餐的次数要尽可能少，每周不能超过 1 次。

有研究发现，外出就餐的次数跟肥胖是有相关性的。外出就餐次数越多的人，肥胖的发病率越高。其实这也很好理解，外面的东西更好吃，而且往往都是高脂肪高糖的饮食，容易吃胖很正常。

相比而言，食堂、工作餐的食物还稍好一点。当然，最理想的情况是能自己准备食物。没有条件的话，也尽可能少去外面餐馆吃东西。点外卖也是一样的，除非不得已，点外卖的次数也要控制为每周 1 次。

外出就餐不吃主食是为什么呢？因为，有研究发现，高脂肪食物和高碳水化合物的食物同时吃，会让我们的食物摄入量明显增加。其实从我们的生活经验来看，如果你单纯吃肉或者菜，即便好吃，也吃不了多少。如果和米饭馒头这些主食一起吃，就能吃得更多。

所以，外出就餐不吃主食，只吃菜，这样的话可以让我们无意识地少吃一些东西，尽可能降低外出就餐对减肥带来的负面影响。

戒律六：不吃任何油炸、油煎食物。

这很好理解，目的就是控制脂肪的摄入量。

戒律七：2个月内任何带有小麦（面粉）成分的食物都不吃。

不吃面食这种简单的行为可以直接或间接地有效控制热量摄入。比如，大多数高热量密度的食物都含有小麦成分，我们熟悉的各种面包、高热量的主食都是面食。相比而言，米制品种类少，平均热量密度也低。

暂时不吃面食，在前期可以更好地保证减肥效果，有利于建立信心，开好头。信心对于减肥习惯的养成非常重要。好习惯的养成往往在于开好头。而坚持一种新习惯，前期往往最难。

有的人会想，那2个月之后恢复面食，会不会复胖呢？2个月之后，对于大多数人来说，好的饮食习惯其实基本就养成了。即便恢复面食，由于其他饮食戒律养成了好习惯，交叉限制，那么也不容易造成体重明显反弹。

比如在我的减肥学员当中，大家执行云氏戒律的时候，不能吃面食的这一条戒律让很多人犯难。很多人之前都是"面食控"啊。但是前期咬牙坚持下来了，到2个月之后，很多人"面食成瘾"的习惯真的就戒掉了。

不吃面食，在减肥成功之后保持体重的效果也非常好。因为太多太多高热量的食物都是面食，比如各种点心、蛋糕、面包、甜品、饼干，还有很多零食里面也都有小麦成分。

有一些针对小麦过敏者的研究发现，禁食小麦制品之后，不需要刻意控制饮食，人也会变瘦。越严格地禁食小麦制品，体重减轻越多。其实就是因为很多之前容易吃多的高热量的东西都不能吃了。

很多人可能平时在家里，或者身边都会储备一些饼干或者面包，饿了就吃，很容易，打开包装就可以。以致很多人把缓解饥饿感（甚至焦虑情绪），在潜意识中，跟面食建立起了联系。或许正是因为这样，很多人才出现了所谓的"面食成瘾"。戒掉面食瘾之后，我们自然就容易少吃很多高热量的东西了。

有人问，不吃面，那吃什么呢？其实有很多选择，各种米和米制品、粥、玉米、各种薯芋类食物、原味的燕麦片、藜麦都可以吃。工作餐没有这些东西的话，主食我鼓励大家自己带。

比如早餐，可以吃鸡蛋、玉米、酸奶和水果，或者牛奶和麦片，都是不错的选择。

最后强调一下，不吃面食，但米饭、薯类、玉米、燕麦等都可以吃。所以大家千万不要认为我这是在提倡低碳水减肥，不让吃主食。其实要限制的只是面食，而不是所有主食，更不是碳水化合物。

戒律八：每天的食物当中要有600克绿叶菜。

对于减肥来说，绿叶菜的好处，一方面可以提供很好的饱腹感。因为绿叶菜热量低、体积大，在同样的热量摄入下，可以提供比高热量密度食物强得多的饱腹感。另外一方面，绿叶菜的膳食纤维含量也普遍比较理想，这也能提供不错的饱腹感。

600克绿叶菜，可以是生吃。比如选择一些没有太多高热量酱料的沙拉，或者吃沙拉的时候不拌高热量酱料。水煮菜或者低油清炒的绿叶菜都是很不错的选择。

戒律九：只要有条件，晚餐在7点前吃完，且每天晚餐后不可以再进食。

很多人习惯晚上吃东西，而且现代人往往都有点夜食倾向。早上胃口不佳，白天还好，晚上就特别饿，容易吃很多。

虽然说，一天的总热量只要不超标，都放在晚上吃也没关系。但是在晚上特别饿的时候，人们往往会不顾及热量有没有超标，超量地摄入热量。更不要说，有些人还有吃夜宵的习惯，这样不但可能对身体不好，而且也非常不利于减肥。

所以，晚上7点后（有条件的话可以在6点后）不吃东西，对控制热量摄入非常有好处。同时，这样调整饮食习惯，也有助于提高早上的食欲。早上是需要吃多一点的，来提供一夜禁食后的营养亏空，这样对一天的精力和情绪都有好处。

关于晚上7点后不吃东西，还有个有意思的研究。有一项未发表的研究发现，一些胃酸反流患者和功能性消化不良患者，为了改善病情，在晚上6点后禁食。结果这些患者在不刻意减肥的情况下，体重和体脂率都明显降低了。

1.3 云氏戒律之九大热量控制戒律

我们再接着说另外的九条戒律，这九条戒律是用来直接控制热量摄入的。

戒律一：专心吃饭，吃饭的时候不看电视、不看书或不听音频节目。

戒律二：早餐先吃3个水煮蛋清。

戒律三：小口进食。任何食物，平时习惯的一口，现在分成两三口来吃。

戒律四：每口食物缓慢咀嚼35次再咽下，完全咽下上一口食物之后，再吃下一口。

戒律五：咀嚼食物的时候放下手里的餐具。

戒律六：每餐先吃素菜，再吃肉菜，再单独吃主食。

戒律七：每餐吃平时70%的食物。

戒律八：做饭的时候减少一半盐的用量。

戒律九：扔掉家里的白糖、味精、鸡精，2个月内不要购买。

我们来一条一条解读这九条云氏戒律。

戒律一：专心吃饭，吃饭的时候不看电视、不看书或不听音频节目。

有不少研究发现，看电视的时间跟人的胖瘦是相关的。看电视的时间越长，人往往也就越胖。当然，这跟看电视的时候我们都舒服地坐在沙发上，热量消耗减少有关，但还有一个因素，让看电视多的人更容易胖，那就是看电视的时候吃东西。

营养学研究发现，吃东西的时候，如果注意力集中在食物上，那么比较容易产生饱腹感。反过来说，如果注意力在其他事情上，则饱腹感信号就会被"切断"，我们吃了更多东西也可能不会觉得饱。

所以，如果吃饭的时候看电视，那么饱腹感容易推迟，在不知不觉中吃得更多。同样，吃饭的时候看书、听音频节目，也都可能造成类似的问题。

戒律二：早餐先吃3个水煮蛋清。

首先，鸡蛋清是高蛋白低热量的东西。鸡蛋清里几乎没有脂肪，所以是很好的低热量蛋白质的来源。蛋白质这种食物营养，本身就会刺激特殊的胃肠激素分泌，让我们产生饱腹感。而鸡蛋清的蛋白质，有些研究认为，更具有明显的提高饱腹感的作用。

所以，早餐先吃3个鸡蛋清，一方面，提高了早餐时的蛋白质摄入量，可以延缓上午出现的饥饿感，也更有可能让中午吃得更少。另外，蛋清里的优质蛋白质，也是减肥时应该多吃的东西。

实际上，在指导健美备赛的时候，鸡蛋清也是我给选手安排的常见食物之一。一方面提供足够的饮食蛋白质，在低热量饮食的情况下尽量保持肌肉量；另一方面，当选手有明显的饥饿感又不能吃别的食物的时候，吃几个鸡蛋清，人很快就不饿了。

所以，使用云氏戒律时，两餐之间如果饿了，建议加餐 2~3 个水煮鸡蛋清，效果会非常好。

<u>戒律三：小口进食。任何食物，平时习惯的一口，现在分成两三口来吃。</u>

小口进食，这是为了减缓进食速度。进食速度越快，我们越容易在吃饱之前吃下太多的热量。也有很成熟的研究表明，进食速度快，是导致肥胖的行为因素之一。

<u>戒律四：每口食物缓慢咀嚼35次再咽下，完全咽下上一口食物之后，再吃下一口。</u>

这是肥胖行为疗法中的咀嚼疗法，被证明有非常好的效果。通俗地讲，吃东西狼吞虎咽，还没饱呢，很多东西已经吃进去了。细嚼慢咽的话，往往没有吃很多，人已经饱了。

这类治疗方法，普遍要求每一口食物的咀嚼次数超过 30 次，也有的建议次数更多，我们建议 35 次，就能达到很好的效果。

就像在章首的案例中讲的那样，一开始我们往往会不习惯，还要一下一下地数。但是慢慢地不需要数，每口食物咀嚼的次数也都在 35 次左右了。

<u>戒律五：咀嚼食物的时候放下手里的餐具。</u>

这也是一种常见的减肥行为疗法，效果很好，尤其是对于有暴食倾向的人来说。很多人吃饭，上一口食物还在嚼着，下一口食物已经夹好等着了，或者已经用勺子盛好等在那儿了，上一口稍微咽下去一点，下一口食物就送到嘴里了。这种吃饭的方式，不吃多那才叫怪。

所以，吃东西的时候，首先小口吃。一旦食物送到嘴里，那么手里的餐具或者手里的食物，就都放下，清空两只手，慢慢地咀嚼食物。咀嚼足够的次数，咽下食物后，再拿起餐具来吃下一口东西，这对控制进食速度、提高进食饱腹感非常有好处。

戒律六：每餐先吃素菜，再吃肉菜，再单独吃主食。

我们在上面的戒律里面也讲过，菜不和主食一起吃。同样，主食不和菜一起吃，也吃不下之前那么多。其实这也可以看作是"感官特异性饱腹感"的一种延伸效应。

所以，吃东西的时候，菜和主食分开吃。菜吃完之后，再吃主食，这样就可以少吃很多东西。

那么先吃素菜再吃肉菜是什么原因呢？其实这是减肥饮食行为疗法的一个基本原则。低热量密度的东西先吃，高热量密度的东西后吃，这样在食欲最旺盛的时候，先吃热量小体积大的食物，有助于在吃饱前少摄入热量。

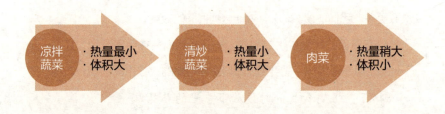

比如说，一顿饭里，有凉拌蔬菜，有清炒蔬菜，还有水煮肉菜和油炒的肉菜。那么就应该先吃热量最小的凉拌蔬菜（当然，前提是没有放沙拉酱、芝麻酱或者很多油），然后是清炒蔬菜，再是水煮肉类，最后是油炒的肉菜。

实际上，这么吃的时候，往往吃到水煮肉类的时候，人就已经吃饱了。

戒律七：每餐吃平时70%的食物。

不用说，少吃，明确地减少量的摄入也是非常必要的。那么，云氏戒律要求大家，所有食物都吃七分饱，吃以前的70%。

比如你平时吃一个苹果，那么现在就留下大约1/4~1/3不吃。米饭，以前盛一碗，那么现在同样去掉大约1/4~1/3。薯类、玉米，还有菜和其他食物也一样，总之所有食物都要吃以前的70%。

遇到新食物，可以按照热量类似的食物估算。另外，因为我们要求暂时不吃面食，那么原先主食中的面食，换成了别的食物，此时不容易把握70%有多少，我给大家一些简单的建议：如果你以前吃馒头、面条、面包或饺子，那改成吃体积差不多大小的米饭、玉米或者薯类就可以了。

戒律八：做饭的时候减少一半盐的用量。

减少盐的摄入，一方面，有成熟的研究报告，高盐食物和高脂、高糖食物一样，是一种会导致成瘾的食物。也就是说，吃咸的东西，味口重的东西，是容易造成食物成瘾的。

另一方面，少吃盐，也是为了让大家逐渐习惯清淡口味，增敏我们的味觉。因为有研究发现，味觉信号对调节摄食行为有很大的影响，口味清淡的饮食更利于减肥。

更不要说，低盐饮食还对身体好。而且，有些人容易有水肿问题，那么低盐对改善水肿也有好处。

戒律九：扔掉家里的白糖、味精、鸡精，2个月内不要购买。

白糖、红糖、蜂蜜，都不能吃。白糖不用说，红糖很多人觉得很健康啊，实际上从热量的角度来看，两者没有多大差别。同样，蜂蜜我们觉得是好东西，好像跟胖无关。但从现代营养学的角度讲，蜂蜜跟白糖，几乎是同一种东西。

不用味精、鸡精也是为了让我们逐渐适应清淡的口味，对减肥和健康都很有利。

这就是云氏戒律的 18 条戒律，只要严格执行，即便是不能自己做饭，不能使用模块化饮食法的人，同样可以不明显挨饿而健康地瘦下来。

更重要的是，一种减肥方法能否最终成为一种合理的科学的减肥方法，关键还是要看这种方法能不能让减肥的效果长期保持。如果减肥了，但是不能保持，那同样是没用的。

云氏戒律的优势就在于，它是用减肥行为疗法来改变我们的生活习惯的。目的不仅仅是指向肥胖，而是指向错误的饮食习惯和生活习惯。所以，一旦通过云氏戒律让我们的生活习惯变得健康，那么减肥也就是自然而然的事情了。

好习惯一旦养成，就可以长期遵守，那么自然能让减肥的效果长期保持下去。有研究对比了包括药物减肥和行为疗法减肥在内的几种减肥方法，发现行为疗法减肥保持的时间很长，在减肥后 10~12 年的时间里，体重仍然成功保持[3]。

所以，我总是说一句话，减肥就是生活，生活就是减肥，只有把减肥变成一种可以长期坚持的生活习惯，减肥才算最终成功。云氏戒律就是这样一种让你学会健康生活的减肥方法。

我强烈建议大家，减肥的目的不要太单纯，不要觉得减肥就是为了漂亮。其实减肥，是要找到一种健康的生活方式，一种跟你的身体好好相处的生活方式。

健康的身体、充沛的精力、自信乐观宁静安详的心态，甚至良好的人际关系，都是一种健康的减肥方式带来的、超越变美本身的更大收获。

不健康的减肥方式，今天暴减2斤，明天暴长2斤；今天大口吃红烧肉，明天连水也不敢喝；这个月美美地走在街上，下个月觉得自己胖得都不好意思下楼扔垃圾，这种日子什么时候是个头？

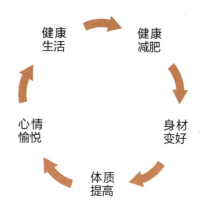

找到健康的减肥方式，就是放过自己，就是找到一种平静安宁的生活。不要非让自己多长时间减多少，瘦到什么程度如何如何，整得自己终日焦虑。只要健康生活，瘦下来是水到渠成的事。

健康生活方式不仅仅是饮食，还比如培养健康的爱好、良好的人际关系、智慧的生活哲学等，用这些东西来代替暴食，去应对生活中的种种不如意，你的世界会完全不同。你的生活从混乱到正常，那种改变带来的幸福感是很难用语言来描述的。

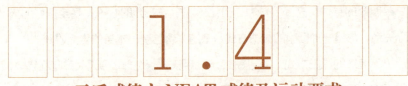

1.4 云氏戒律之 NEAT 戒律及运动要求

云氏戒律是一套系统完整的减肥方法,所以就不能光有饮食没有活动和运动。我们首先介绍一下云氏戒律里面关于 NEAT 减肥的内容。

之前读过我书的人对 NEAT 都会比较熟悉。什么是 NEAT 呢?我们用大白话解释——你出去跑步了,消耗了 300 千卡热量,这叫运动产热,对减肥有帮助是毫无疑问的;假如你没运动,你上下班的时候没坐车,走着去走着回,消耗了 200 千卡热量,这个热量消耗就叫 NEAT。

NEAT,就是非运动性产热,不是运动,而是平时日常活动的热量消耗。这种热量的消耗,积少成多也是可以减肥的。

很多同学可能有一个误区,就是减肥必须很辛苦地动起来。光运动还不行,要运动得出汗,还要心率达到一定程度,要很累,才能减肥。其实并不是这样。

大家记住,只要能多消耗热量就能减肥。不管是低强度运动,还是高强度运动;不管是出汗的运动,还是不出汗的运动;不管是累的运动,还是不累的运动;不管是什么心率的运动;不运动,仅仅靠多活动,也能消耗热量,也能减肥。

很多科学研究都表明，胖人和瘦人的差别，运动和饮食是一方面，还有一个重要的差别，就是 NEAT。有一项研究发现，一组胖人和一组瘦人，饮食和运动情况都差不太多，但是胖人比瘦人平均每天多坐 2.5 小时左右，瘦人要比胖人平均每天多站、多活动 2.5 小时。

就是这个差别，可能决定了你的胖瘦。

NEAT 看着不起眼，积少成多，热量消耗很大，对胖瘦的影响也很大。NEAT 活跃的人，每天往往会通过 NEAT 平均多消耗 300~400 千卡热量，这相当于中等身材的女性每天多跑步 1 小时左右。

所以，减肥的时候，我们除了运动、控制饮食之外，大家千万别忽略了很重要的一种手段，就是增加 NEAT 的消耗。

NEAT 的原则很简单。就是别闲着，少坐多站，少站多走，尽可能通过活动多消耗热量。

同样，云氏戒律里也对大家要求了几条 NEAT 行为戒律，大家必须严格遵守，让这些戒律逐渐养成习惯。

戒律一：7层以下的建筑，我们上下都不乘坐电梯，爬楼梯。

戒律二：在家不坐沙发和椅子，只坐凳子。

戒律三：每周的衣服1/3选择手洗，越多越好。

戒律四：培养一种可以在户外进行的爱好。

戒律五：只要有可能，使用手机的时候都站着。

我简单解释一下戒律二，为什么不要坐沙发，而要坐凳子呢？这是因为，我们坐着的时候（当然，站着的时候也是如此），姿势越舒服，消耗的热量也就越少。坐在沙发里，身体得到了很好的支撑，那么全身的肌肉都很放松，所以热量消耗也很小。

但坐在凳子上，为了保持姿势，身体很多肌肉都处于紧张收缩的状态，所以消耗的热量相应也会提高。积少成多，多消耗的热量很可观。

同样，戒律四要求培养一种户外爱好，不一定是运动爱好，可以是摄影、旅游、垂钓、观鸟等。总之，就是要大家走出去，多活动，少宅在家里，减少久坐的习惯。

实际上，一旦我们走出去，享受一种户外活动之后，我们可能会同时接触到，或者喜欢上其他的户外活动或者运动，我们可能就真的从"沙发土豆"变成了运动达人。一切的开始，可能就起源于一个小的改变。

NEAT 就是要我们在生活中，发掘能够增加活动消耗的地方，并利用起来，积少成多来多消耗热量。下面再给大家提供一套 NEAT 具体训练方法。

- 站着看电视。
- 站着工作。
- 站着看书。
- 站着和人聊天。
- 站着乘坐各种陆上公共交通工具。
- 步行或骑车上下班。
- 提前几站下车，步行或骑车。
- 做家务（微微出汗程度）。
- 交替单脚站立看电视。

- 交替单脚站立看书。
- 减少网购，去逛街。
- 陪孩子玩。

这套 NEAT 训练，云氏戒律要求每天完成定量的时间，多长时间呢？对健康人来说，每天至少要 90~120 分钟，多多益善。比如，要求大家完成 NEAT 训练 90 分钟，那么我们就可以在这些 NEAT 当中，任选一种或者几种，在全天之内，累积起来让时间达到 90 分钟就可以了。

NEAT 减肥非常有用，云氏戒律其实也是帮助大家尽可能把活跃的 NEAT 培养成习惯。刚开始的时候，你可能觉得比较辛苦，任何习惯的养成都是这样的。除非身体条件不允许，否则一定要强迫自己去完成每天的任务。养成习惯之后，一切就自然而然地坚持下去了。

运动方面，非常简单。云氏戒律要求使用者每天保持 30~60 分钟规律的运动就可以了。运动强度也不要求很高，只需要达到稍微有一点吃力的程度即可。

1.5 云氏戒律之如何保持减肥成果

减肥成功后怎么保持，是一个重要的问题。有的人问，我用戒律来吃东西，瘦下来了，身材已经很满意了，还需要一直这样吃吗？

其实往往在这个时候，很多戒律已经养成生活习惯了。好习惯，就一定要坚持下去。

第一，所有的戒律，只要是养成习惯的，那么都要一直保持，不要把好习惯再改回去。

第二，NEAT和运动，即便是减肥成功后，仍然要继续坚持。我们要养成多活动、规律运动的好习惯，这对于保持减肥效果非常重要，同时也是一种很好的保持健康的方式。

第三，等对减肥结果很满意了，有些戒律可以放松一些。比如吃什么的戒律。原来不能吃高脂肪的东西，现在可以适当吃了，毕竟美食也不能辜负。

当遇到特别想吃好吃的东西的时候，忍不住，就不需要忍，无非是今天吃的不健康了，明后几天保持健康饮食就行。大家不要害怕瘦下来之后吃一顿饭就能吃胖回去，这是不可能的。

很多人在胖的时候，索性也就那么回事了，所谓"虱多不咬，债多不愁"。但是一旦瘦下来了，就整天很焦虑，吃一口饭都提心吊胆，生怕胖回去。如果这一顿吃多了，会有严重的罪恶感，自己不放过自己，情绪受到很大影响。

这都会影响到体重的保持，往往积攒的情绪最后要用暴食宣泄，减肥的心理防线一旦崩塌，减肥成果真的就前功尽弃了。

其实没有人是一顿饭胖起来的。想增加1公斤的身体脂肪，怎么也要8000千卡左右的热量，这么大的热量，哪怕你抱着瓶子喝油，也要喝将近2斤，这个量对普通人来说是不可想象的。

发胖，都要有一个过程，绝大多数人是在1年或几年内一点点胖起来的。假如你减肥成功了，在保持的过程中偶尔一顿两顿吃多，一点儿事都没有，完全不用担心。第二天少吃点，之后的两三天都保持健康饮食就行了（然后又可以允许自己多吃一次，其实类似轻断食的理念，但没那么极端）。

一两顿吃多都没事儿，怕就怕顿顿吃多。

所以我一般建议减肥减下来的人，保持期间，好吃的可以吃，间断地品尝美食，不连续过量摄入就可以了。千万不要吃饭跟干卧底似的，战战兢兢如履薄冰，这样你很可能还会复胖。

第四，饮食戒律中的几条特殊戒律，建议大家要始终严格遵守。

- 每周外出就餐的次数控制在1次以内，外出就餐时不吃主食。
- 每口食物缓慢咀嚼35次再咽下，完全咽下上一口食物之后，再吃下一口。
- 咀嚼食物的时候放下手里的餐具。

◗ 每天食物当中要有600克绿叶菜。
◗ 只要有条件，晚餐在7点前吃完，且每天晚餐后不可以再进食。
◗ 清理掉家里的所有即食食品，不再买任何新的即食食品。
◗ 小口进食。任何食物，平时习惯的一口，现在分成两三口来吃。

这七条戒律，完全不影响我们品尝美食，如果一直遵守，对于保持体重非常有好处。

第五，每隔三天用脂肪卡尺测量一次脂肪厚度和腰围。如果发现增加了，首先不要慌，没事。只要严格遵守戒律，同时减少饮食量就行了，等过三天再测一次，一般就瘦回去了。

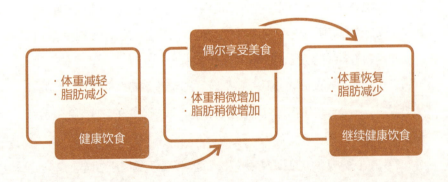

大家一定要调整好心态，千万不要有什么焦虑情绪，否则很不利于保持减肥效果。只要我们做到上面七条戒律，我可以负责任地告诉大家，你想胖回去都不可能。

给大家讲个故事。我有个学员，从小就胖，减肥减了很多年都以失败告终，原因也没别的，就是喜欢享用美食。后来她跟着我学习减肥，下决心，这次一定要把那些高热量的东西戒掉，她做了最坏的打算，大不了以后永远也不吃了，我必须美，必须健康。

我心里知道，其实减肥没必要这样，但是我一开始没告诉她。我想让她在习惯养成的阶段斗志满满，甚至破釜沉舟，因为她确实太喜欢美食了。

后来，她饮食控制硬生生做了两个半月，减肥初见成效，但是有一次她实在控制不住，破戒了，大吃了一顿，她想，这下完了，之前的努力全白费了。

结果发现，第二天也没怎么样。之后她就每隔几天，吃一顿自己特别想吃的。如果今天享受了美食，那明天就少吃点。就这样，她不但享受了各种美食，体重也没有反弹。

我一般建议，有了减肥成果，可以先保持一个月，然后继续再进一步减肥。她的初步减肥成果就在这种"间歇性享受美食"的状态中保持了一个半月左右，然后继续开始新一轮的瘦身，效果也不错。在这个过程中，她不是完全不吃好吃的东西，只不过掌握了度，掌握了方法，心里就有数了。

[1] 仰望尾迹云. 我的最后一本减肥书. 北京：电子工业出版社，2017.05.

[2] A.Avenell, T.J.brown, M.A.McGee. A systematic review of randomized controlled trials of adding drug therapy, exercise, behaviour therapy or combinations of these interventions. The British Dietetic Association Ltd JHum Nutr Dietet. 2004, 17: 293-316.

[3] Bjorvell, Rossner SA. A ten-year follow-up of weight change in severely obese subjects treated in a combined behavioral modification programme. Int J Obesity mental disord. 1992, 16: 623-625.

2

常见减肥药和减肥补剂有效吗，安全吗

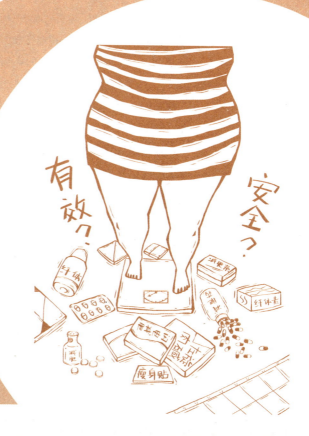

吃减肥药让她
从此没法出门

我认识一个女孩,她可以说是减肥药方面的"专家"。说她是"专家",倒不是说她很熟悉减肥药的成分、药效,以及副作用,而是她吃过的减肥药实在太多了,市面上常见的减肥药,她基本都能叫出名字来。有什么减肥新药,她也第一个想要去尝试,真是吃减肥药把自己吃成了"专家"。

减肥药让她减肥成功了吗?没有。多数她试过的减肥药,吃了完全没效果。有效果的,人短暂地瘦下来,但副作用也很大,于是停药,人又胖了。

她说有一次她吃过一种减肥药,吃药后,一开始人特别没胃口,什么都不想吃。她还挺高兴,后来发现这种药吃完了口干、头疼、便秘,晚上还睡不着觉。接着开始心慌,出现明显的心率不齐。她说拿钥匙开门的时候手抖得厉害,钥匙都插不进钥匙孔里。

那次她倒是瘦了好几斤,但后来实在受不了副作

―――――――――――――――― ·案·例·

用,只好停药。停药以后体重马上反弹回去了。

她还吃过一阵子奥利司他。一开始是排油便,后来肚子疼,一排气就难以控制,非常尴尬,弄得她一个礼拜完全不敢出门,也不敢见人,最后只好停药。问题是那次奥利司他效果也不明显,就这么折腾了半个多月,人也没瘦多少。

最严重的一次,她尝试两种减肥药一起吃,结果出现了全身性症状,而且排不出尿来。赶紧停药,还去了医院。

吃减肥药的经历给她留下了很多不堪回首的记忆。开始她完全靠吃减肥药减肥,不控制饮食也不运动。后来逐渐地,她开始尝试控制饮食,加上适量运动,再配合一些温和的减肥补剂来减肥。这种方法,她感觉效果好多了。但是到底是饮食和运动起了主要作用,还是减肥补剂起了主要作用,她自己也说不清。

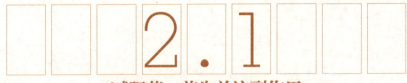

减肥药,首先关注副作用

对减肥药,现在有两种观点。一种观点是,减肥药就是害人药,有用没用搁一边,反正副作用非常大,绝对不能吃;另外一种观点是,减肥药虽然有点副作用,但是绝对管用,减肥吃减肥药,不用节食不用运动人还能瘦,减肥药就是减肥的捷径。

这两种观点可能都不对。过去我们做科普,一般倾向于第一种观点,减肥药不建议碰。但减肥药本身也是药物,关键还是看我们怎么用。学术界现在对减肥药,也逐渐变得宽容,比如 2015 年 1 月,美国内分泌学会,协同欧洲内分泌协会和肥胖协会发布了《肥胖的药物管理:美国内分泌学会临床实践指南》,在这份指南里面,首次肯定了减肥药有助于改善肥胖患者的健康水平。

但是,这绝不是说我们就应该倒向第二种观点,对减肥药抱以美好的幻想。对于过度肥胖者,常规方法减肥无效的个体,为了健康的考虑,权衡利弊,可以在医生的监督下适量使用减肥药。但是对于普通人来说,仅仅是追求美而去使用减肥药,那很可能得不偿失。

也就是说,减肥药是实在不得已才可以考虑去使用的东西,一般情况下轻易不要用。这主要是因为大多数减肥药，可能都有一些严重的副作用。

一说减肥药，大家可能觉得，只是减肥嘛，副作用能有多大？

实际上，很多减肥药，最初都不是专门为减肥研发的，都是治别的病的药，发现有减肥的效果，才变成了减肥药，这跟伟哥是一样的。有不少减肥药，一开始都是治疗精神类疾病的，还有治癫痫、帕金森病、酒精成瘾（甚至毒瘾）、糖尿病、高血压等疾病的。想想就知道，这些药副作用都小不了。

减肥药也是药，减肥药上市，需要经过严格的批准程序。很多减肥药，允许上市销售了，过一阵子又被禁了，原因多半就跟副作用有关。

比如我们熟悉的西布曲明，作为减肥药曾经很火，但使用后会使心血管疾病发病风险明显增加，最后在全球主要地区基本都被禁止使用了；比如抑制食欲类的减肥药苯丙胺和苯丁胺，20世纪90年代作为减肥药被广泛使用，但因为会引起肺动脉高压和心脏瓣膜病而退出市场。

再比如安非他命类似物和拟交感神经药物，一般都容易成瘾，并且有心肌毒性和致人突然死亡等严重风险[1]；麻黄素可能引起心脏病、高血压、心悸和猝死[2]；阿米雷司引起的慢性肺动脉高血压，死亡率为50%[3]；利莫纳班能导致抑郁，增加自杀的风险[4]；苯丙醇胺能引起颅内出血和卒中[5]，等等。

已被禁用的减肥药

药物	禁用时间	禁用原因
麻黄素	2003	增加死亡、心律失常风险
芬特明	1997	增加急性心肌梗死风险
苯丙醇胺	1998	增加出血性脑中风风险
芬氟拉明	1997	增加心脏瓣膜病变风险
西布曲明	2008	增加心血管病变风险
利莫纳班	2009	增加自杀风险

减肥药一般有三类，一类是抑制食欲的，可以让你的食欲下降，不想吃东西，从而起到减肥作用。这类减肥药可以说是主流。但抑制食欲类减肥药一般作用于中枢神经，副作用非常大。很多这类减肥药，都属于精神类药物。

另外一类减肥药是增加产热的。所谓增加产热，就是让人多消耗热量。这类减肥药也可以被称为兴奋类药物，作用的靶点一般是甲状腺素和交感神经系统。但严格来说，这类药物现在使用得很少。增加产热的药物，有很多也有抑制食欲的作用，所以这两类药往往不会分得特别清楚。

最后一类减肥药就是减少热量吸收的，这类减肥药，我们最熟悉的就是奥利司他。奥利司他能抑制一部分食物脂肪的吸收，这样就可以起到一定的减肥作用。

在三类减肥药里面，副作用最大的就是抑制食欲的减肥药。我们前面说了，这类药一般都属于精神类药物。比如，芬特明、马吲哚、安非拉酮、芬氟拉明、西布曲明、唑尼沙胺、阿米雷司、利莫纳班及劳卡色林等。

这类药物里面，很多都是老减肥药，很早就有了，其中不少已经被大范围禁止使用。但现在国内的减肥药市场很混乱，药品监管机构禁用的药物，不一定就不会出现在花样繁多的减肥药商品中。所以，大家需提高警惕，尽量不要用。

2.2 高风险不一定高收益
——减肥药的作用很有限

很多人觉得,减肥药固然有副作用,但效果肯定是好的,高风险高收益嘛。实际上,绝大多数药的效果很一般,甚至没有明显效果。拿芬特明来说,一般也必须配合运动和饮食控制,才能看到比较明显的效果。比如有研究报告表明,在配合运动和控制饮食的基础上用药,芬特明试用组比安慰剂组平均多减少 3.6 公斤体重,效果相当一般。

《肥胖的药物管理:美国内分泌学会临床实践指南》也建议,使用减肥药,有效性方面是一个必须考虑的问题。有很多减肥药用了并没有什么明显的作用。比如常常有减肥药使用后 3 个月内体重下降小于 5%。一般这种情况下,考虑到可能的副作用,综合利弊就没必要继续服药了。

3 个月体重下降 5%,相当于 70 公斤的人 3 个月只减少 3.5 公斤。这个减肥速度已经很慢了,但很多减肥药可能连这种效果都达不到。

比如西布曲明,2002 年启动了一项大规模实验,就是为了检验西布曲明的效果。这项实验有 9800 名肥胖或超体重者参与,整个实验时间长达 6 年。最后发现,跟安慰剂组相比,服用西布曲明组只平均多减少了 2~4 公斤体重，但大大增加了心脑血管疾病的发病风险。这个实验也直接导致了西布曲明在欧盟国家被禁。

所以，本书不建议大家使用任何减肥药。重度肥胖者需要使用减肥药时，也必须经过医生的许可，自主使用减肥药非常危险。

2.3 奥利司他效果如何

奥利司他属于减少食物热量吸收的减肥药，是脂肪酶抑制剂。作用原理就是让身体消化脂肪的能力降低，少消化就少吸收。这样我们就相当于少吃了一些脂肪，理论上说对减肥有好处。

同样是减少食物热量吸收的药物，还有一类是淀粉酶抑制剂。原理也是一样的，因为人体不能直接吸收淀粉，必须靠淀粉酶分解成葡萄糖。所以这类减肥药，就是让人体分解淀粉的能力降低，导致一部分食物中的淀粉没法分解，就会少吸收一点。

比如白芸豆分离提取物就属于 α-淀粉酶抑制剂，能抑制淀粉酶活性，减少人体对淀粉类物质的吸收。有些研究认为这种东西有降血糖、降血脂的作用。有一项随机双盲对照实验，治疗组每天摄入 445 毫克 α-淀粉酶抑制剂，30 天体重平均减少了 2.93 公斤，而安慰剂组了减少 0.35 公斤。好像有点作用。但总的来说，目前对 α-淀粉酶抑制剂的研究还处在初级阶段，说它是一种安全有效可以长期使用的减肥保健品还言之过早。

说回奥利司他。奥利司他是一种脂肪酶抑制剂。人体要消化食物脂肪，必须先把食物脂肪分解成可吸收的脂肪酸，这需要胃肠道有足够的脂肪酶。

奥利司他可以跟胃肠道的脂肪酶结合，让它失去作用。这样的话，有一部分食物中的脂肪，我们就无法消化。吃进去也不能被吸收，直接随粪便排出去了。

现在还有一种算是奥利司他"改进型"的减肥药，叫新利司他。这也是一种脂肪酶抑制剂，2013年9月日本批准上市。但是这种药效果如何目前也还不好说，有些研究认为比奥利司他有更少的副作用。

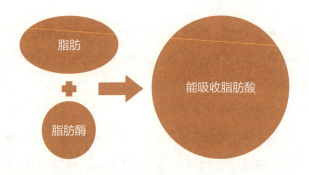

一般认为，奥利司他能阻止30%的脂肪被吸收，看起来这个量很可观。不过服用奥利司他的同时，一般要求保持低脂肪膳食。因为奥利司他等于降低了你消化脂肪的能力，高脂肪膳食的时候，有更多脂肪不能被消化，就可能造成明显的腹泻等不良反应。

跟其他减肥药相比，奥利司他副作用还算比较少。最主要的副作用就是因为脂肪消化不良，带来的腹部不适、腹泻、大便紧迫感、油性大便，甚至大便失禁。有数据说，这类副作用的发生率能达到15%~30%，比如韩国的一项研究表明，有27%的人出现了不算太严重的肠胃不适。

因为很多脂肪没有被消化，直接排出体外，所以溶解在其中的脂溶性营养素也就跟着排出去了。这有可能造成脂溶性维生素缺乏，但目前还没有明确的证据说明服用奥利司他就会出现脂溶性营养素营养不良的问题。

服用奥利司他，在极偶然的情况下会出现肝功能受损。比如国外有报道，一名57岁的女性，在网上自行购买了奥利司他，单次服用120毫克，每天3次。10周后，出现恶心、黄疸和全身倦怠。于是停药。但8周后黄疸加深，中度腹水，肝组织活检发现是急性重度药物性肝炎、肝衰竭。

根据FDA的统计，从1999年到2009年这10年间，大约4000万人服用了奥利司他。这期间有13个人发生了严重的肝损伤，2人死亡，3人需要肝移植。所以奥利司他有肝损伤的风险也不能完全不去考虑。如果服用奥利司他，应该定期去做肝功能的检查。如果服药期间出现食欲减退、右上腹疼痛、茶色尿、黄疸等症状，应该立即注意。

因为奥利司他服用时要求低脂饮食，所以实验安慰剂组一般也都有明显的减肥效果。比如有一项实验，在6~12个月内，服用安慰剂，体重平均减少6公斤。服用奥利司他组则减少10公斤。这么看好像差别也不太大。

有一项荟萃分析综合了11项研究，发现奥利司他比安慰剂组平均多减少2.9公斤体重。中国的一项随机双盲实验，24周发现奥利司他组比安慰剂组平均多减少了3.1公斤体重。总之，大多数实验都是类似的效果。

所以，奥利司他虽然副作用相对小一些，但是也不建议自主服药。必须得到医生的允许才可以服药。如果服用奥利司他，应该怎么服用？奥利司他的单次剂量一般是120毫克，一天2~3次，随餐服用。因为奥利司他是通过抑制食物中脂肪的消化吸收来减肥的，所以，假如这顿饭没吃任何脂肪，那就不需要吃奥利司他了，吃了也是白吃。

同时，在奥利司他的服用过程中最好采用低脂肪饮食。高脂肪饮食会明显增加肠胃副作用的发生率。不管怎么样，服用奥利司他的时候，最好还是注意一下脂溶性营养素的额外补充比较好。另外注意，补充这类营养素的时候，跟服用奥利司他在时间上最好间错开。如果服用奥利司他出现腹泻，注意及时补水，因为有服用这种药造成脱水的报道。

类似奥利司他的这种脂肪阻断剂，还有壳聚糖。它跟奥利司他的作用原理是一样的，让我们少吸收一点脂肪。壳聚糖是一种天然多糖，主要提取自海洋生物体。从实验数据来看，壳聚糖的减肥效果即便有，也很微弱。

这种东西为什么被认为有阻断脂肪吸收的作用呢？一般来说是通过两个途径，一个是吸附，一个是包封。从实验研究看，这东西有说好的，也有说不好的。经典的实验是 Gades 等的研究，他们让 24 名研究对象每天饭前进食 2.5 克壳聚糖，12 天后发现脂肪的排出量和减肥的效果都不很明显。

Gades 的实验是没有饮食监督的实验，饮食上没有严格限制。有些有饮食限制的实验，发现壳聚糖的减脂效果也不好，比如 Ni Mhurchu 等在有饮食监督的情况下，对 250 名肥胖志愿者做了随机分组的双盲对照实验，24 周后发现，跟安慰剂组相比，治疗组每天进食 3 克壳聚糖，也没看到什么明显的减脂效果。

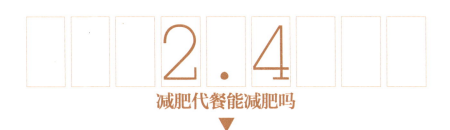

2.4 减肥代餐能减肥吗

接下来我们看看减肥代餐和各种常见的减肥补剂。

代餐被认为能减肥，就是因为使用者会用它来替代一部分正常饮食。比如，我们每顿饭需要吃 20 克蛋白质，如果靠正常吃饭，那么可能需要吃 300 千卡热量的东西。代餐的意思是，你不是需要 20 克蛋白质吗？我满足你，但是我用蛋白粉。这样的话，你可能只需要摄入 100 千卡热量，就能获取 20 克蛋白质了。等同于少摄入了热量，就能减肥。

当然，代餐里不会只提供蛋白质，还会提供各种饮食营养，设计上肯定应该尽可能地代替正常饮食。但是，代餐能做到声称的"包含食物中的所有营养"吗？肯定做不到。人体不能合成，需要通过食物获取的营养，属于必需营养素，目前所知的大概有近 50 种（包括必需氨基酸），代餐就很难全面足量地提供。

另外饮食中还有一些其他营养素，对我们保持健康也非常重要。比如膳食纤维。膳食纤维我们觉得好像就是粗纤维，那吃点粗粮就可以了，其实膳食纤维种类非常多，根据其黏度和发酵性高低，各自都有不同的功能。比如改善血浆胆固醇水平，就需要黏度高的膳食纤维；改善大肠功能，又需要考虑发酵性。所以仅仅膳食纤维就很复杂。

我们只有通过多样化的全面自然饮食，才可能满足多种膳食纤维的获取，并不是简单地通过代餐添加一些纤维素就可以替代的。

再说膳食黄酮类物质，目前已知的就有 6000 多种，代餐里面不可能全部都有。虽然说这些东西不是必需营养素，但对人体健康，尤其是对于预防慢性病，很可能还是非常有帮助的，缺了也不行。

另外有些代餐声称提供高蛋白营养，可以不降低基础代谢率。这不一定。因为减肥时期基础代谢率降低，并不主要是因为营养缺乏，而主要是因为热量摄入减少的缘故。热量摄入减少到一定程度，基础代谢率必然降低。代餐就是让你降低食物热量，所以，如果代餐吃得过火，每日热量太低的话，仍然会降低基础代谢率，这跟有多少蛋白质没关系。

所以代餐并不神秘，它就是让你变着花样地少吃。代餐，也没有宣传的那么健康，肯定远远比不上食物营养。但是，我也不是完全不建议吃代餐，代餐可以吃，就看怎么吃。短期内，每天用代餐替代一顿饭，完全可以。当然，前提是要吃合格的品牌产品。但是如果用代餐替代两顿，甚至全天代餐（有这么吃的），那就不合适了，至少不适合长期这么吃。

另外，代餐期间，热量摄入量也必须控制，代餐才能起到作用。假如用代餐代替晚餐，晚餐少吃了 300 千卡，结果早餐和中餐吃的东西比以前还多，多吃了 400 千卡，那你不但不会瘦，可能还会胖。所以，代餐期间，吃饭也要适当少吃。当然，有些代餐添加了大量膳食纤维和蛋白质，饱腹感比较强，本身就有助于让我们少吃东西。

吃代餐还要考虑一个问题，减肥减下来了怎么保持。代餐是可以来替代每日一部分饮食的，但它不能吃一辈子。恢复饮食后，热量摄入量提高，体重又会回来。所以，吃代餐，哪怕吃得对，也只是阶段性有效。

2.5 酵素减肥管用吗

再说一个减肥明星——酵素。有很多人觉得酵素很神,这个名字听起来就很小资,实际上酵素一点也不神秘。我们喝的啤酒、米酒,平时吃的泡菜、豆腐乳,实际上都可以认为是一种酵素产品。

现在通行的说法是酵素就是酶。虽然说,酶就是"酵素",但简单地把"酵素"和"酶"划等号,对老百姓来说是一种误导。

酶是生物体内的一种蛋白质催化剂,作用是催化生物体内的化学反应,对生物体正常的生理活动维持非常重要。但酶的种类也非常多,截止2007年6月26日,在人体内已经发现了4037种酶。显然,酶极端重要,同时也是个大范畴。说酵素就是酶,容易给人一种假象,好像酵素产品能提供人生存所需的所有酶,酶的作用有多少,酵素就有多神一样。

实际上酵素产品的宣传也就是用了这种策略。宣传说,酵素就是酶,人体内所有生化反应都需要酶。换言之,人活着离不开酶,也就离不开酵素。酵素产品简直就是生命之本。实际上,酶的种类极多,但常见的酵素产品,能提供的酶的种类却非常非常少。这些酶,也大都不是人类健康生存的关键酶。更重要的是,绝大多数人体内并不缺乏这些酶。

所以,用"酵素就是酶"来解释酵素产品是什么,这等于极大地扩大了酵素产品的内涵；用真科学概念，给伪科学的东西"贴金"。

常见的酵素产品里有什么

常见的酵素产品，实际上就是找点有机物，主要是蔬菜水果或粮谷类食品，有的还用一些中药材，把这些东西，跟一种或几种细菌一起培养、发酵，制成多种营养素和几种酶的混合物。

当然，虽然说酵素主要指发酵后混和营养素里的酶，但实际上我们食用酵素产品，吃进去的同时还摄入了食物中的一些营养物质。酵素里面，营养素的种类很多，具体有什么，要看使用的是什么原料。

比如糙米酵素，里面已知的主要营养物质，除了少量蛋白质、可溶性糖之外，还有一些B族维生素和γ-氨基丁酸等。拿γ-氨基丁酸来说，它可能有一定降血压、降惊厥、促进记忆和抗疲劳的功能[6,7]。

但这些营养物质，绝大多数是糙米本身所具有的，只是在发酵过程中，其中一些的含量得到了提升。有的酵素发酵时加入一些玉米胚芽油，那酵素里面的维生素E含量也会有所增加。有些自制的酵素饮料里还有一定量的酒精。至于各种酶的种类和含量，则更复杂一些。

常见的酵素产品里的酶，主要是蛋白酶、脂肪酶、淀粉酶、超氧化物歧化酶（SOD）等。蛋白酶、脂肪酶、淀粉酶，就是用来消化蛋白质、脂肪和淀粉的东西。这些酶，如果进入我们消化道后还有活性，就能帮助我们消化食物。

但对于消化功能正常的人来说，我们自身的消化器官分泌的消化酶足够我们使用。哪怕我们一顿吃得非常多，一般也没问题。所以，这些酶对于绝大多数人来说，吃进去恐怕也是多余的。

SOD 是一种抗氧化物质，能帮助我们清除自由基。SOD 是好东西，但是我们自己的身体也能制造，营养状况良好的健康人，几乎不会缺乏这种东西。

所以，即便从酶的角度来说，酵素产品也没有什么过人之处。消化不好的人买点多酶片吃，效果好，价格还便宜。

酵素产品里的酶能起作用吗

酵素产品里面的酶，有人说，种类虽然少，但是也有点好处啊，吃总比不吃强。实际上未必。因为我们必须搞清楚一件事：不是什么东西都能靠"吃"进入我们的身体的。

我们一直都有个特别天真的想法，认为把一种东西吃了，它就进入我们的身体发挥功效了。比如有人说，小米为什么养人啊？因为每一粒小米，都是一个"生命力"。问题是，我们把这些"生命力"吃进肚子，难道一大堆"生命力"就跑到我们身体里去了？原始人类相信，把动物的血喝进去，人就有了动物的力量，实际上很多现代人跟原始人类一样非常荒唐。

大家都知道，酶是一种大分子蛋白质。酶能起作用，是因为它的特殊蛋白质结构。但我们也知道，蛋白质一吃进去，胃液的酸性和消化道里的蛋白酶，就会把蛋白质拆解成碎片。最后被吸收的，仅仅是蛋白质的原料——氨基酸了。蛋白质被拆开了，打碎了，也就没有了蛋白质的生物活性。酶是蛋白质，所以也一样。

这就好比，我们买个钢琴，必然是为了弹它。进门的时候，钢琴比门大，进不去。送货的说,拿斧子把钢琴劈开,一块块搬进去,不就成了?你肯定跟他急。钢琴劈开了,进来是进来了,也没有钢琴的作用了。

酶要起作用,必须保持其蛋白质结构的完整性。口服的酶多数承受不了胃液和消化酶的折腾,最后很难保持完整或者在胃肠道内维持活性。如此,也就没有酶的作用了,只相当于补充了微量蛋白质。

不过那有人会问,多酶片这类消化酶补充剂,怎么吃进去就有用呢?

实际上,酶和多肽类药物口服的生物利用度问题一直是个难点。多酶片可以口服,主要是因为它使用了多层包裹的处理,胃蛋白酶在外层,胰蛋白酶在内层,分层处用肠溶衣包裹,所以它能在消化道恰当的位置释放恰当的酶,不会在胃里就都被消灭了。

酵素产品能不能减肥

酵素减肥这件事确实有点滑稽。我在网上看了看,对于原理,大多数宣传都用什么"排毒""调节人体内环境""促进某某""分解某某"来解释。但实际上,这些所谓原理用的往往都是模糊空洞的概念,哪一条跟减肥都没有直接或绝对的联系。

就拿"排毒"来说,这个概念本身就是非常模糊的。排毒给人的感觉好像能跟减肥联系在一起,但实际上,现代医学界、营养学界根本没有"排毒"这个概念。有类似的概念,也跟我们理解的排毒不是一回事。排毒就能减肥,从原理上讲毫无根据,更缺乏实验证据的佐证。

另外,我看网上酵素减肥,往往是"酵素断食减肥""酵素清肠减肥"等,一般都要求:要么少吃,一天三顿,里面的一或两顿不吃饭,光吃酵素,若干天为一个周期；要么，就是服用酵素的时候，限制油糖的摄入，注意饮食的种类。

这还能不瘦吗？这样瘦下来，并不是酵素的功劳，而是饮食调节的作用。绝大多数酵素产品都没有任何直接的减肥作用。商家或网上的宣传都缺乏明确的证据。

酵素产品也不是一无是处

说了酵素产品这么多"毛病"，但客观地说，酵素产品也不是一无是处的。前面说了，酶的问题不考虑，但细菌发酵，也使原料中其他有益的营养物质，在种类或数量有了增加。这相当于一种营养物质的"浓缩"。

但需要注意，酵素产品的营养，主要看使用什么原料。水果蔬菜酵素，吃进去后给健康带来的好处，是因为酵素，还是因为水果蔬菜里的营养本身，还是个问题。总的来说，发酵后，原料的营养物质种类和数量会增加。但这种增加，相比于直接吃掉原料，能额外带来多少好处，目前也说不清。

比如有些人，之前不爱吃水果蔬菜，身体里这类营养素一直缺乏（不光是维生素、矿物质，还包括里面的植物化学营养素）。后来吃了水果蔬菜酵素，觉得身体健康大有改观，就认为是酵素的功劳。实际上，假如不吃酵素，只是吃水果蔬菜，可能也有同样的效果。

所以，应该肯定，酵素产品是有一定营养价值的。但网上那些过于夸大甚至神化的宣传，还是不可信的。宣传总是带有夸大的成分，更不要说跟商业利益联系起来。对于酵素的保健功能，我们不必要抱太多幻想。酵素减肥，更是近似于无稽之谈。

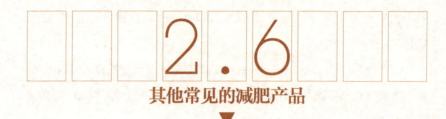

2.6 其他常见的减肥产品

左旋肉碱

左旋肉碱也是一种常见的减肥补剂。

人类肝脏和肾脏能合成左旋肉碱,原料是蛋氨酸和赖氨酸。食物中也有左旋肉碱,主要集中在肉类和乳制品中,羊肉、小牛肉中含量比较高。一般来说,肉越红,左旋肉碱含量越高。

人体内的左旋肉碱主要存在于肌肉中。左旋肉碱在肌肉里的作用,就是把脂肪酸(长链脂肪酸)运输到肌肉细胞的线粒体里氧化燃烧掉。运动的时候,肌肉要燃烧脂肪,燃烧脂肪的"锅炉"就是线粒体。线粒体相当于锅炉,脂肪是煤,左旋肉碱其实就是锅炉工。

有些人想当然地认为,锅炉工越多,煤用得就越快,这不就越能减肥吗?所以,左旋肉碱作为一种减肥补剂被使用。但实际上我们细琢磨一下就知道,煤用得快不快,主要取决于需要量,不一定是锅炉工的数量。我们每天就只能烧这么多煤,就不需要用那么多锅炉工。锅炉工再多也不会烧掉更多的煤。

人体内储存的肉碱不少,一般来说成年男性体内肉碱含量大概是20~25克,其实足够我们使用,而且大有富裕。

我们体内的左旋肉碱主要通过尿液排出,有些人就说,减肥时会大量运动,运动会引起左旋肉碱排出量增多,这样就需要补充左旋肉碱啊。实际上,我们平时每天排出的左旋肉碱量本身非常小,通常只有几十毫克。

我们运动的时候,左旋肉碱排出量会增加,增加多少呢?我们看数据。有一项数据说,马拉松赛后24小时,选手体内左旋肉碱排出量增加了80%~200%,即便按照200%来算,排出的左旋肉碱相对于我们身体的左旋肉碱储存来说仍然非常少。所以说因为运动后左旋肉碱排出量增加,就要补充左旋肉碱,这是不成立的。

而且,如果运动会增加左旋肉碱的需要量,那么身体自然会形成一种适应,就是运动员肌肉左旋肉碱浓度一般会比普通人高。但实际上观察研究发现,运动员的肌肉左旋肉碱浓度并不比普通人高,所以这间接提示,我们即便运动量像运动员那么大,可能也不需要补充额外的左旋肉碱。

有些人说左旋肉碱有用,有些文献里也说左旋肉碱有用,这不奇怪。因为关于左旋肉碱功效的研究本身就有争议,所以如果想要找有利于证明左旋肉碱有效的证据也能找得到,但有更多的研究能证明这东西无效,所以任何偏向性的结论,都不是一种公正客观的态度。

主流运动营养学界对左旋肉碱补剂的减脂效果并不看好,有两方面原因。一个是补剂形式的左旋肉碱吸收率低。食物左旋肉碱吸收率比较高,大概能达到63%~75%;但补剂形式的左旋肉碱,吸收率大概只有15%~20%。

所以，补充左旋肉碱，一般需要一个非常大的剂量，才可能提高肌肉左旋肉碱含量。比如多数人在补充 1~6 克左旋肉碱时，血浆左旋肉碱浓度才可能会增加。甚至还有些研究认为，补剂形式的左旋肉碱根本就不能增加血浆左旋肉碱浓度。这还是说血浆左旋肉碱，我们知道，左旋肉碱要进入肌肉里面，才能起作用。

现在还没有特别明确的证据能说明补剂形式的左旋肉碱，会提高肌肉左旋肉碱的浓度。剂量小了没用，剂量大了，补充的左旋肉碱会很快从肾脏排泄。所以一般认为，通过补剂形式补充左旋肉碱来增加肌肉内肉碱含量，可能是做不到的。

还有些比较乐观的研究，认为补充大剂量左旋肉碱，能稍微提高肌肉左旋肉碱的浓度，提高多少呢？一般只有 1%~2%，这一点点肌肉左旋肉碱水平的提高能起到的作用微乎其微。

另一个原因，即便肌肉左旋肉碱含量增加，很可能也用不了那么多。

刚才说了，如果一个锅炉工就够用的话，再多来几个也不会增加煤的消耗。比如有数据说，只有左旋肉碱浓度低于正常值 25%~50% 时，肌肉对左旋肉碱浓度变化才开始敏感。也就是说，多数时候，左旋肉碱都是用不完的，而不是不够用。所以，除本身左旋肉碱水平很低的个体，或者巨量消耗左旋肉碱的个体之外，补充左旋肉碱恐怕不会有明显的促进脂肪酸氧化的作用。

有人说，素食者左旋肉碱水平是不是比较低，需要补充左旋肉碱呢？因为食物中的左旋肉碱主要存在于动物性食品当中，所以确实有研究说，严格的素食者血浆左旋肉碱浓度要比正常膳食者低 10%~25%。但即便如此，正常情况下人也不会出现左旋肉碱缺乏。正常人体合成左旋肉碱的能力，足够供应肌肉使用。

　　从直接的实验效果来看，也不能说明补充左旋肉碱是有效的。很多人体实验也证明了，左旋肉碱对减肥其实并没有什么效果。这些研究一般都使用了每天2~6克的剂量，服用时间从5天到4周不等，但发现补充左旋肉碱对安静状态下，或者运动中能量物质的利用没有什么影响，脂肪代谢没有变化。

　　实际上，很多商家宣称左旋肉碱能够"燃脂"，主要的理论依据来源还是一些早期的动物实验资料。比如对猪、狗和家猫的研究发现，补充左旋肉碱能明显减少实验动物的脂肪含量。但一般来讲，人类实验却无法得出同样的结论。

　　目前为止，没有明确的证据能证明使用左旋肉碱补剂能够促进脂肪氧化，即便努力创造非常良好的条件，这种实验还是很难成功。所以，我们目前对左旋肉碱补剂的减肥作用也只能是存疑，虽然说它不一定绝对没用，但也绝对不能轻易说有用，这不是一种科学的态度。

　　左旋肉碱的安全性方面，正常剂量服用左旋肉碱补剂一般是安全的。大剂量可能引起腹泻，这个安全剂量一般是4~6克／天。我们说的左旋肉碱，它还有一种异构体，叫右旋肉碱，这种右旋肉碱是有毒的，会阻碍体内左旋肉碱的合成，引发肌无力等疾病，所以右旋肉碱绝对不能吃。

　　但因为右旋肉碱比左旋肉碱便宜，所以有些生产厂家可能会以次充好。如果一定要选择左旋肉碱产品的话，必须注意查看标签，一定不能服用含有右旋肉碱的产品。

　　截止2013年，美国的FDA把左旋肉碱列为公认安全无害级别的物质。但美国国家毒物检测法把左旋肉碱列入亚慢性毒性名单，说左旋肉碱的代谢产物三甲胺和三甲胺氧化物可发生甲硝基化反应而生成致癌物，但也没有这方面的致癌报道。

所以我建议大家没必要补充左旋肉碱。少了几乎可以认为完全没用，多了也未必有效，而且成本也太高。至于安全性，也不能说百分百没有问题。

绿茶

绿茶提取物也是近几年很红的减肥补剂，主要有效成分是咖啡因和儿茶酚。这两种东西都属于兴奋类物质。还有一些研究认为儿茶酚本身也能抑制脂肪的合成。关于绿茶的研究，结论不统一。据说有效的实验中，动物实验比较多，人体实验比较少。

比如有一项对 35 名日本健康男性做的减脂实验就报告，绿茶提取物有比较明显的降体重、减腰围的作用。还有一项实验是针对轻度肥胖患者的，3 个月后发现被治疗者的体重和腰围明显减少。

还有很多实验发现绿茶提取物效果并不明显。比如针对荷兰肥胖女性的实验，发现低能量饮食加绿茶多酚的组合，体重等各项指标没有明显改善。中国香港大学也有一项针对肥胖妇女的随机分组实验，也报告使用绿茶提取物 3 个月没有明显的改善肥胖的作用。

荷兰的一项随机对照实验还报告，绿茶提取物和安慰剂对减肥后的体重维持没有明显区别。还有一些实验报告，绿茶提取物配合运动服用，效果可能比单独服用要好。总的来说，绿茶减脂作用还不能明确，所以我不是非常建议大家把它当成减肥产品来喝。

咖啡因

咖啡因的减脂效果研究起步早，1978年就有研究发现运动过程中摄入咖啡因能增加脂肪的氧化。少量咖啡因（50毫克，相当于一杯星巴克美式咖啡中杯的含量）就可以提高人的基础代谢率。咖啡因可能还有抑制脂肪合成的作用。另外，咖啡因的镇痛作用可以让人更容易耐受运动带来的肌肉疼痛感，这样就更容易坚持运动，保证运动时间，也有助于减肥。

所以，咖啡因作为减肥补剂，我个人建议可以尝试，可能会有一些效果。但咖啡因的敏感性个体差异比较大，同样的剂量，有些人用了感觉很明显，有些人就没什么效果。所以服用咖啡因的话，还要考虑个体敏感度的问题。而且，直接服用咖啡因胶囊一般比喝咖啡效果要好。

但咖啡因不能多用，健康人需要多大剂量呢？1次，每公斤体重最好不要超过5毫克。每天总咖啡因摄入量最好不超过1~1.5克。有心率不齐、高血压、心脏病等问题的人，不可以服用咖啡因。

服用咖啡因，应该注意如下几点：

- 最好选择现成的咖啡因胶囊，而不是喝咖啡。
- 咖啡因没有明显的剂量-反应关系，也就是说，多摄入不见得有更好的效果。所以，一般服用咖啡因，先以每公斤体重1毫克的剂量试试效果，如果有效果，就没必要多吃了。1毫克不行再3毫克，最多不要超过5毫克。
- 配合运动效果更好。咖啡因的吸收很快，一般1小时就达到血液峰值，所以运动前30~60分钟吃就可以。

◗ 咖啡因属于兴奋物质，副作用包括躁动、头疼、失眠、肌肉抽动、焦虑、血压升高、心跳加快等。所以，服用咖啡因后，我们一定要严密监控这些副作用反应。

◗ 咖啡因有利尿的作用，服用咖啡因期间要注意补水。

共轭亚油酸

共轭亚油酸（CLA）食物里也有，就是含量很低，主要集中存在乳制品和反刍动物制品里。我们现在吃的保健品 CLA，不少都是人工合成的。

有不少动物实验发现，CLA 有减肥的作用，能让实验小鼠脂肪组织减少。但人体实验往往不能获得类似的结果。有些人类实验虽然提示 CLA 有减脂作用，但没有设置对照组，实验设计也非常粗糙。况且，这类实验中 CLA 减脂效果也非常有限。甚至有些研究报告，CLA 不但没有减肥的作用，反而对健康有负面作用。所以，目前看来，我还不建议大家使用 CLA 保健品来减肥。

不同食物中共轭亚油酸含量

食物	含量	食物	含量	食物	含量
炼乳	7.0	酸奶	7.0	新鲜牛肉	4.3
干酪	6.1	黄油	6.1	鸡肉	0.9
奶油	6.1	酸奶油	6.1	猪肉	0.6
牛奶	5.5	低脂酸奶	5.5	鲑鱼	0.3
发酵乳	5.4	冰激凌	5.4	红花油	0.7
奶酪	5.0	羔羊肉	5.0	葵花油	0.4

钙

补钙减肥基本上还是得到了主流观点的认可，美国和加拿大的很多研究都发现钙的摄入量和肥胖率之间存在负相关，提示钙制品可能具有减脂的效果。也有很多实验发现补钙或者吃奶制品有减肥的效果。

比如 20 世纪 80 年代就有这类的研究，当时有一项一万多人参与的流行病学研究，发现乳类食品摄入量越高，体重指数越低。之后的几十年内，大量的流行病学研究似乎都认同了这种观点。

实验研究方面，比较经典的是 Zemel 小组的一系列研究。比如一项研究对比了食用相同饮食，结合补钙和不结合补钙对体重的影响。结果发现吃一样的东西，24 周后，高钙组（每天额外补充 800 毫克钙）比对照组体重多减少 26%；每天额外补充 1200~1300 毫克钙，体重多减少 70%。

还有一项为期 12 周的研究，发现高钙组比对照组体脂减轻量高出 61%。当然，也有一些研究发现补钙对体重控制没有明显作用。比如 2008 年 Lano 和 Barnard 等的随机对照实验，发现在不限制饮食的情况下，高钙饮食对人的体重变化没有明显的影响。

所以一般认为，补钙减肥想要起作用，需要两个条件。一个是限制饮食热量，必须少吃。吃太多，补钙起到的作用就微乎其微了。另一个，对于基础钙营养比较好的人，补钙减肥的效果可能不明显。也就是说，以前钙摄入越少，补钙减肥效果就越好。Zemel 小组和 Major 等的研究认为，以前钙摄入量在 500~600 毫克/天以下，补钙减肥可能才能得到更明显的效果。

有些人可能想，限制饮食热量后补钙，谁知道是饿瘦的还是补钙的作用。

实际上，实验因为有对照组，所以能够看得出来。

所以，我推荐减肥的过程中，适当补钙试试看，反正一般没坏处，可能还能更快地减脂。可以每天随餐吃一些钙补剂，但注意，每日的钙摄入总量，对成年人来说，不要超过 2000 毫克。

柑橘提取物（辛弗林）

辛弗林属于一种生物碱，作用有点像肾上腺素。所以，这种东西如果能减肥，主要还是靠增强产热作用。有些动物实验说明辛弗林有助于减肥，但好像还缺乏比较好的人体实验支持。

辛弗林有潜在的副作用。本身有高血压、心律失常、青光眼问题的人，都不能用辛弗林。健康人，实在要用辛弗林，也要注意剂量。总的来说，这东西我还是不推荐的。另外跟辛弗林一样，还有很多杂七杂八的植物提取物，比如姜黄素、育亨宾、胡椒素等，其实都没有明确的减肥作用。

椰子油

椰子油也被认为有减肥作用，是因为椰子油里主要是中链脂肪酸。中链脂肪酸吸收快，对脂肪消化酶依赖较小，而且中链脂肪酸不依赖肉碱的运输，就能进入线粒体氧化。所以，这东西的特点是，快速吸收，快速氧化。摄入中链脂肪酸，被认为能引起较多的能量消耗。

另外还有些研究认为中链脂肪酸能制造饱腹感，可能跟胆囊肽、YY 肽、抑胃肽、神经紧张素和胰多肽等有关，但具体机制还不很清楚。

从实验效果来看，椰子油有一定的减肥作用，还是以动物实验居多。当然也有一些成功的人体实验，比如有一项针对 40 名 20~40 岁妇女的双盲实验就发现，椰子油能促进减少腹部脂肪。不过目前还不能认为椰子油有明确的减肥作用。

中链脂肪酸吃多了可能会造成肠胃不适，闹肚子，所以原则上这东西大家可以试试看，不过最好一次不要吃得太多（不超过 30 克）。典型的吃法就是放到饮料里喝，比如喝咖啡、喝奶茶时可以舀一小勺，或者用来拌沙拉、涂抹面包都可以。

绿原酸

绿原酸属于植物活性物质，很多植物里都有，比如金银花、杜仲、菊花、咖啡里面含量都比较高。我们平时吃的蔬菜水果，比如胡萝卜、菠菜、土豆、苹果里也有绿原酸。

现在有很多运动减肥补剂里都有绿原酸，吹得很神。实际上从目前的研究来看，这东西可能有一定的抗菌、抗病毒、免疫调节、抗氧化[8]的作用，但几乎没有什么明确的减肥作用。

绿原酸被认为可能有降脂的作用。有动物实验报告，口服绿原酸有降低大鼠内脏脂肪堆积和体脂量的趋势，大概补剂生产者认为绿原酸能减肥就是基于这类实验吧。但实际上这种东西的减脂作用目前还只停留在动物实验层面上，对人来说效果如何，下结论还言之过早。所以，有些减脂补剂里主要成分是绿原酸，这东西很可能就没有明显的减脂作用，不建议大家花冤枉钱。

本书对减肥药、减肥补剂的态度，其实在本章章首案例里就有所体现。减肥药，除非极度肥胖者，一般不建议任何人食用，尤其不可以自主食用。吃任何减肥药，都要经过医生的许可。

普通减肥者，减肥药这东西即便是有用，而且副作用在可以接受的范围之内，减肥药的作用也不会持续一辈子。吃药期间，或许体重能降下来，但是人不可能吃一辈子减肥药。停药之后，体重还是会反弹的。

有些减肥补剂可能对减肥有一点作用，但这种作用仍然是辅助的。我们不可能依赖减肥补剂就瘦下来。在饮食控制和适量运动的基础上，正确地食用减肥补剂是可以的。但是，最终瘦下来，主要的功劳恐怕还是饮食控制和运动。

[1] AsherWL. Mortality rate in patients receiving "diet pills". Curr Ther Res Clin Exp. 1972,14(8):525-539.

[2] US Food and Drug Administration. FDA drug safety communication: FDA recommends against the continued use of meridia (sibutramine). J Pain Palliat Care Pharmacother. 2011, 25 (1):80-82.

[3] Kernan WN,Viscoli CM,Brass LM,etal. Phenylpro-panolamine and the risk of hemorrhagic stroke. N Engl J Med. 2000,343(25):1826-1832.

[4] TopolEJ,Bousser MG,Fox KA,et al. Rimonabant for prevention of cardiovascular events (CRESCENDO) : arandomised,multicenter placebocontrolled trial. Lancet. 2010,376(9740):517-523.

[5] Haller CA,Benowitz NL. Adverse cardiovascular and central nervous system events associated with dietary supplements containing ephedra alkaloids. N Engl J Med. 2000,343(25):25-26.

[6] Komatsuzaki N, Tsukahara K, Toyoshima H, et al. Effect of soaking and gaseous treatment on GABA content in germinated brown rice.Journal of Food Engineering. 2007, 78(2):556-560.

[7] Guo Y,Chen H,SongY,et al.Effects of soaking and aeration treatment on γ-aminobutyric acid accumulation in germinated soybean (Glycine max L.).European Food Research and Technology, 2011,232(5):787-795.

[8] 沈奇,沈小青,吴国荣.蒲公英绿原酸白芨多糖包合物的抗氧化作用.南京师大学报:自然科学版.2010,33(3):81-84.

3

脂肪和糖——到底谁是"魔鬼"

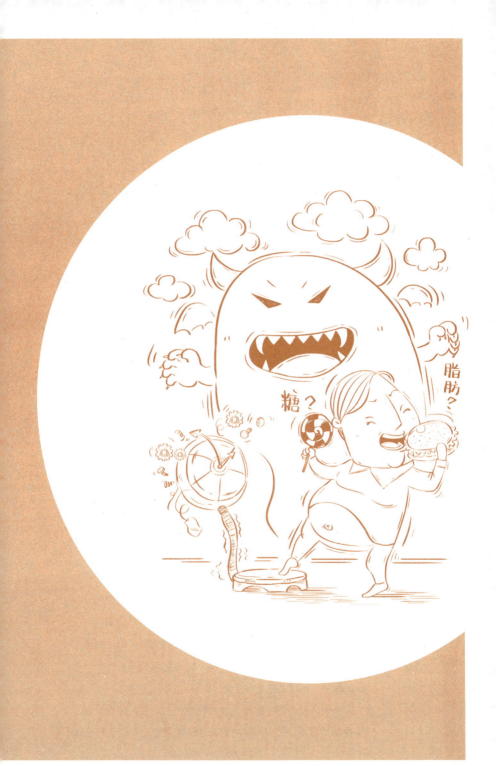

吃的一样多，为什么他会由胖变瘦

我指导减肥者减肥的时候，饮食方面，不是一上来就让减肥者少吃，而是要先看看，他的饮食结构是否合理。也就是说，看看他吃的东西里面，脂肪、碳水化合物、蛋白质的比例是多少。

两个人，A 和 B，也许他们的食物热量摄入一样多，但如果他们的饮食结构不同，一个高碳水化合物低脂肪，一个低碳水化合物高脂肪，那么这两个人，最后的胖瘦结果可能完全不同。

我指导过非常多的减肥者，都是吃的不算多，但饮食结构非常不合理导致了肥胖。这方面典型的例子就是小银（化名）。他最初找到我的时候是 85 公斤，因为身高不高，显得比较胖。我问了他平时的饮食情况，让他接下来的一周，还是保持以前的饮食结构不变，做一下每天的饮食记录。

一周以后小银的饮食记录传给我，粗略估算，他每日的饮食热量摄入是 2800 千卡，从他的体重和活动量来说其实不算高。但他的饮食中通过脂肪摄入的热量，保守估算超过了每日热量摄入总量的 45%。比如他每天早上会吃一碗油泼面，平时还喜欢吃肥肉和快餐。

小银问我，需不需要节食？我说先不需要，你先改变饮食结构再说。每天照样吃到基本饱的程度，但是吃什么

·案·例·

不吃什么，要很讲究。

我给了小银一份模块化饮食法的食材表，让他按照上面有的东西吃，按照上面的份数要求吃。热量摄入总量大致还是保持在 2800 千卡左右，不用刻意节食，但如果吃饱了就不要再使劲吃了。

6 周以后，小银给我反馈了他的身体数据，体重下降到了 79 公斤。并没有节食，也没有刻意安排什么运动，小银觉得很不可思议。

我接着给他详细制订了为期 8 个月的减肥计划。大致的思路是，保持现在的饮食方法继续吃，直到体重不再明显下降，再制造每天 300 千卡的饮食热量缺口，安排少量中等强度有氧运动。等体重下降再次进入平台期之后，强化 NEAT，另外增加一些力量训练。然后用脂肪卡尺监控减脂效果，不要再看体重了。

后来小银的体重下降到 65 公斤左右，进入体重稳定阶段。之后增加了力量训练，体脂率稳定地缓慢下降，体重基本保持。

不用节食，还是吃那么多，人就会瘦。这就是说，减肥，我们吃多少固然重要，但吃什么，非常关键。

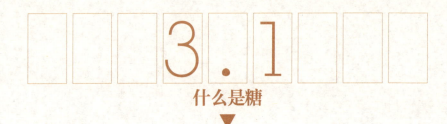

3.1 什么是糖

这一章讨论脂肪和糖到底哪个更使人发胖的问题。其实就是讨论我们减肥的饮食结构问题。蛋白质,我们每天的摄入量相对稳定。变化幅度比较大的含有能量的营养素,就是脂肪和糖。因此,脂肪和糖的摄入量有一个跷跷板效应。人每天能吃的东西有限,脂肪多吃一点,糖就会少摄入一点,反过来也是一样。

脂肪和糖,这两种东西到底哪种更使人发胖?学术界其实早有定论,但民间一直有争议。以前说脂肪更容易让人胖,近几年又在讲糖更可怕,有很多流行减肥法,就是拿糖开刀。到底哪一种才是让我们变胖的元凶?我们该怎么安排日常的饮食?

这里先说说什么是糖。因为"糖"这种东西,在民间和营养学界,往往是两个不同的概念。

你可能会觉得,什么是糖这个问题好像是句废话,糖谁不知道,就是白花花的白糖嘛。你错了。讲糖和脂肪哪一个更使人发胖,这个"糖",指的可不是甜甜的白糖,而是碳水化合物。

如果有人给你一包白糖让你吃,你会说,不!这会让我变胖。但如果有人给你一个红薯吃，你可能会欣然接受，觉得这不会让自己变胖。但我要告诉你，白糖和红薯，本质上是一种东西——碳水化合物。你信吗？

碳水化合物，我们有个模糊的概念就是米面主食。我们平时的饮食中，碳水化合物的最主要来源是主食，包括红薯、土豆、玉米、黄豆、红豆、绿豆等这些薯类、粗粮和豆类。另外一个主要来源就是水果。蔬菜中碳水化合物含量一般比较低，只有少数蔬菜碳水化合物含量比较高，比如藕、鲜百合。

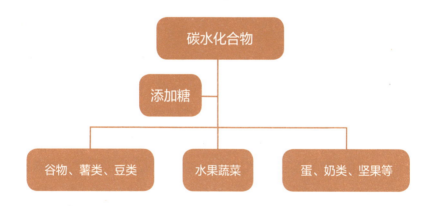

刚才说了，白糖也是碳水化合物，所以它是我们日常碳水化合物的一个来源，其中还包括含糖的甜饮料，比如果汁、可乐等。

那究竟什么是碳水化合物？顾名思义，就是碳和水组成的化合物。从元素上看，碳水化合物就是碳、氢、氧组成的一种能吃的东西。这里面有个比例问题，过去碳水化合物被定义为，碳、氢、氧的比例是 1:2:1，比如葡萄糖，就是 6 个碳、12 个氢、6 个氧组成的，比例正好是 1:2:1。

不过这个定义也不太准确,因为有些东西,也是由这个比例的碳、氢、氧组成的,但不能算碳水化合物,比如醋酸、乳酸。因为碳和水的化合物,不一定都是我们说的那个碳水化合物。"碳水化合物"这个名称本身不准确,所以,营养学界喜欢用更准确的名称来称呼这一类食物,那就是"糖类"。在营养学界,一说糖,就是我们说的碳水化合物。

比如营养学家说的大米白面,就是糖,红薯高粱,也是糖。本章的内容"脂肪和糖哪个更容易让人发胖",这个糖,也是指饮食中的所有碳水化合物。

但是在咱们老百姓这儿,一说糖,就是白糖,要么就是红糖、冰糖,反正都是甜甜的。所以,碳水化合物这个名称虽然不准确,科普的时候还是要用(本书也主要用"碳水化合物",而不用"糖")。

其实白糖这类东西,准确的叫法应该是"添加糖"。添加糖,就是有甜味,也有热量,但是没有什么其他微量营养的精炼碳水化合物。添加糖本身热量不小,但各种微量营养素含量很低,所以营养学家喜欢称这类东西为"空热量",一直建议要少吃。因为热量吃进了不少,但是里面营养少,不划算。

我们觉得白糖很容易使人发胖,因为白糖很甜。不甜的东西,难道看起来就没那么可怕?我们要知道,从减肥的角度讲,吃50克白糖,跟吃含有50克碳水化合物的米饭(大概是200克米饭),让你变胖的结果基本上都是一样的。

很多人会问,为什么白糖跟米饭是一样的呢?米饭一点也不甜啊,白糖是甜食,甜食不是更容易让人胖吗?其实米饭不甜,是因为米饭里面糖是以淀粉的形式存在的,我们尝不出甜味。而白糖里的糖是以蔗糖的形式存在的,我们能尝出甜味。虽然舌头能区分出这两种东西,一个甜一个不甜,但是在我们的身体看来,它们都差不多。

白糖吃进去，在体内会变成葡萄糖和果糖被身体吸收，果糖通过肝脏转化，最终变成葡萄糖；而淀粉吃进去，同样是变成葡萄糖来吸收。所以，虽然吃的东西不一样，口味也不一样，但是最终被人体吸收利用的东西都基本一样。

这就好比，白糖是钞票，米饭是购物券，虽然形式不同，但如果拿来买东西的话都差不多。

白糖跟米饭，从减肥的角度讲差不多，还有一个原因是因为两者的血糖指数都很高，差别不大。但同样是淀粉的粉条，跟白糖差别可就大了，因为粉条的血糖指数要比米饭低很多，这对减肥的效果是有一些影响的。关于血糖指数的话题，我们后面会讲到。

3.2 我们身上的肥肉是怎么来的

章首案例里面，小银的减肥经历告诉我们，从减肥的角度来说，碳水化合物和脂肪吃到我们肚子里之后，区别非常大。那么这两种东西在我们体内到底有什么区别呢？

先简单说一下身体是怎么储存脂肪的，也就是说肥肉是怎么跑到我们身上来的，脂肪的储存都有哪些途径。

人体储存肥肉，主要的途径有两个，一个是食物中的脂肪，变成了身体脂肪，这个可以叫脂肪的直接储存，当然这个"直接"是相对的直接。另外一个途径，是糖类、蛋白质等不是脂肪的东西，变成脂肪储存起来，这个叫"脂肪酸的从头合成"，或者叫重新合成。

也就是说，我们身上的肥肉怎么来的？一个途径就是吃进去的油脂直接变的，比如我们吃的肥肉、炒菜时的植物油、坚果、快餐、零食里面的油脂，都属于脂肪。

吃进去的脂肪变成身体里的脂肪，脂肪变脂肪，非常简单。这是我们身上肥肉的一个最主要的储存途径。另一个途径，就是我们自身用多余的糖和蛋白质合成的脂肪酸，变成甘油三酯，储存进脂肪细胞里，变成肥肉。

```
食物中的脂肪  →  肥肉  ←  食物中的糖类和蛋白质
```

有人说酒精也能提供热量，那酒精能不能变成脂肪呢？不可以。酒精能提供每克 7 千卡的热量，但是它不能直接转化成脂肪。酒精里的热量，被人体马上利用掉了。虽然酒精提供的热量不会储存成脂肪，但并不是说喝酒不会胖。因为酒精也能提供热量，只不过不是直接让人变胖。

3.3 脂肪变肥肉最节约能量

我们知道，食物中的碳水化合物、脂肪、蛋白质都能储存成身体脂肪，但是这三种营养物质储存成脂肪，成本是不一样的。

什么叫储存脂肪的成本呢？其实我们的身体做任何事，都要消耗能量。把食物中的能量储存成身体的脂肪，同样也要消耗能量。生物体在进化过程中，能量是生死攸关的东西，每一千卡能量都是宝贝。生物体的设计，就是希望不管干什么，都尽可能地少浪费能量。

而食物中的碳水化合物、脂肪、蛋白质储存成身体脂肪，这个储存过程中消耗的能量可不一样。哪个最节约、消耗的能量最少？就是脂肪。因为食物中的脂肪变身体脂肪，基本上都是一种东西，尤其是长链脂肪酸，基本上可以原封不动拿来用。

长链脂肪酸储存成身体的肥肉，一般只需要浪费其中3%左右的能量。而且我们吃的食物中，主要的脂肪酸就是长链脂肪酸。所以，食物脂肪变成身体脂肪，非常节约能量，不会造成多少的浪费。

但碳水化合物就不一样，因为碳水化合物消化吸收后进入人体的形式是葡萄糖、果糖等单糖，这东西本身就不是脂肪，所以还需要一系列复杂的转化过程才能变成脂肪。这个转化过程可不是白转化的，要消耗能量。一般来说，从葡萄糖变成脂肪的过程要消耗掉其中 20% 以上的能量。蛋白质变成脂肪，消耗的能量就更多。

所以，假如我们热量摄入够了，再额外吃 100 千卡食物，如果是 100 千卡油脂，那么能转化成大约 97 千卡的身体脂肪，浪费 3% 左右；但如果是 100 千卡碳水化合物，那么只能转化成 70 多千卡的身体脂肪，剩下的 20 多千卡就在这个过程中浪费掉了；如果吃的是 100 千卡蛋白质，那么要储存成身体脂肪，可能从头到尾要浪费其中将近一半的热量。所以，大家首先要明确：不同的食物储存成脂肪，成本是不一样的，有的节约有的浪费。

这也就是章首案例中，小银吃的还是那么多，只是饮食结构从高脂肪变成了高碳水高蛋白之后，人就瘦了的原因。高蛋白高碳水的食物想要转化成身体脂肪，会浪费其中大量的能量。

实际上这方面的研究证据也不少。比如有一项研究发现，让一群平时习惯高脂肪饮食的肥胖者吃低脂食物，想吃多少吃多少，不限量。3 周后，发现这些肥胖者体重平均减少了 8 公斤。也就是说，这些肥胖者并没有挨饿，照样都吃饱了，只不过从过去的高脂肪饮食改成了低脂肪饮食，就在 3 周内体重平均减少了 8 公斤。

类似的实验还有一项是针对 24 名女大学生的，实验者把她们分成 3 组，分别让她们吃低脂肪食物、中等脂肪食物和高脂肪食物，也是随便吃，吃到饱为止，不用挨饿。2 周后，吃低脂食物的女大学生，体重明显减轻。而吃高脂肪食物的女大学生，体重明显增加。她们都没有挨饿，但一部分人瘦了，另一部分人却增肥了。

3.4 身体如何利用食物中的碳水化合物——第一步，先补充糖原

身体最喜欢把食物中的脂肪储存起来，变成肥肉。食物中的蛋白质呢，当然是拿来构建身体，因为我们知道我们的身体细胞缺不了蛋白质这种基本原料。那么食物中的碳水化合物呢？

身体会分两步来利用食物中的碳水化合物。第一步，先用食物中的碳水化合物来补充身体的糖原。糖原是我们储存在肝脏和肌肉里面的糖类，人体在正常情况下必须随时有储备的糖原。因为身体活动、运动和禁食都会消耗糖原，而饮食中的碳水化合物，其中一大部分都会用来补充这些被消耗掉的糖原。

糖原在我们身体里储存不了多少，一般的成年人，不怎么运动的，正常饮食情况下全身也就储存 400~500 克肌糖原，这就算比较多的了。肝糖原更少，一般也就是 100 克左右。所以平均来说，我们身体总共会储存大概 500 多克糖原。打个形象的比喻，就相当于身体平时总是把 1 斤白糖储存在身体里。

糖原储存在肝脏和肌肉里，虽然也是储存能量，但是跟储存脂肪完全

不同。储存糖原不会像储存脂肪一样让身体变得臃肿难看，更不会对身体健康产生损害，反而会让肌肉饱满漂亮，也对身体健康有利。另外，糖原如果储存充足，那么我们平时会精力更充沛，运动的时候，也不容易疲劳，能保持更高强度的运动。

所以，我们注意，饮食中的碳水化合物，可不是吃进去就先变成肥肉，而是首先要用来补充身体消耗掉的糖原。比如身体消耗了100克糖原，那么吃进去的食物里面，就要先拿出100克以上的碳水化合物来补充（储存糖原也有成本，100克碳水化合物，一般不足以储存成100克的糖原）。这些碳水化合物，是怎么都不会变成脂肪的，不会让我们长胖。

100克碳水化合物，就相当于8两左右的米饭。所以说，我们每天吃的主食里面，有一大部分要用来补充糖原，根本不会变成我们身上的肥肉。

形象地讲，糖原的储存相当于我们身体里面一个缓冲食物中碳水化合物的缓冲器，会自然地消耗掉一些食物中的碳水化合物，让它们不会变成脂肪。那么我们就想，如果身体能够多储存一些糖原，那就能多消耗一些食物中的碳水化合物，这不就更不容易让人胖了吗？

可以做到吗？可以做到。

我们的身体，在两种情况下，会多储存糖原。一种情况是饮食碳水化合物摄入增多的时候，肝糖原会超量储存。比如说我平时每天都吃300克碳水化合物，其中100多克的碳水化合物，储存成了100克的肝糖原。但是假如我有一天突然吃了450克碳水化合物，多吃了150克，那么肝糖原还是储存100克吗？

通常来说不是，而是会多储存，比如可能变成了150克。

也就是说，我们相对多吃碳水化合物，就会多储存一些肝糖原。一般来说，高碳水化合物饮食，可以让肝糖原在 1 天之内储量增加 1 倍。所以说，碳水化合物在短期之内，多吃也不容易胖。因为多吃碳水化合物会刺激肝糖原多储存一些，多吃的部分并不容易轻易变成脂肪。

咱们举个例子，哪怕我们完全不运动，我们不考虑肌糖原的情况，只说肝糖原，肝糖原一般也至少能帮我们缓冲 50 克左右的碳水化合物。也就是说，假如有一天，我们比平时多吃了 50 克白糖，多吃的这 50 克白糖根本不会马上变成脂肪，而是一般会先增加肝糖原的储存。50 克白糖跟 4 两米饭的碳水化合物含量相当。也就是说，偶尔一天多吃 4 两米饭，其实人也不会胖。

另外一种让身体多储存糖原的情况就是运动。这叫运动后肌糖原的超量储存。因为当我们运动大量消耗肌糖原之后，肌肉希望多储存一些肌糖原来应对下一次可能的运动。所以，运动也会提高身体的糖原储量。

一般来说，恰当的运动可以让我们的肌糖原储量增加 1 倍。因为身体肌糖原储量本身就比肝糖原多得多，所以运动后肌糖原超量储存的需要，会让我们消耗掉更多食物中的碳水化合物，来储存成肌糖原。

所以，一般情况下，碳水化合物偶尔吃多，想长胖是很难的，尤其是对喜欢运动的人来说。而且糖原储量的增加，不是长肥肉，也不算变胖，对减肥和健康还有好处。

而对于食物中的脂肪，身体没有任何缓冲机制，食物脂肪吃进去，消化吸收后一般就直接储存成身体脂肪了。

3.5 身体如何利用食物中的碳水化合物
——第二步，优先氧化

我们的身体无时无刻不需要消耗能量，那么一顿饭之后，我们把混合的食物吃进去了，其中一部分肯定要直接消耗掉用来提供能量，还有一部分食物用不完，可能要储存起来。既然不同的食物储存成脂肪的成本不一样，那么身体就要琢磨了，把混合食物中的什么东西直接消耗掉，什么东西储存成脂肪呢？肯定还是要按照尽可能节约能量的方法来设计。

很显然，都是这么多食物，如果消耗其中的脂肪、储存其中的碳水化合物，就会造成浪费，我们上面说了，碳水化合物变脂肪不划算。蛋白质就更不用说了，浪费更厉害。而消耗其中的碳水化合物，储存脂肪，则不会造成浪费。

我们身体确实是这样设计的。这方面的研究早就已经观察到，一餐以后，我们的呼吸商会提高，呼吸商提高是什么意思？即碳水化合物氧化增加，或脂肪氧化相对减少。一顿混合食物吃进去之后的4~6个小时里，我们的呼吸商会明显提高，身体增加氧化碳水化合物，同时抑制脂肪氧化，这种代谢反应目的就是增加脂肪的净储存，而多利用食物中的碳水化合物。

不但是吃了混合食物以后，碳水化合物会被尽量利用，脂肪会被储存；甚至还有研究发现，即便食物中主要的部分是脂肪，吃进去之后，脂肪的氧化仍然受到抑制。

所以一顿饭以后，身体对食物中的能量物质区别对待，其中的碳水化合物会优先被拿来消耗掉，而脂肪省下来，储存起来。这是身体最经济的做法。想要更好地理解这个问题，我们来打个比方。

发挥一下想象力，把我们的身体想象成一个锅炉。人需要能量，锅炉也需要能源。对人来说，提供能量的东西主要是碳水化合物和脂肪。给锅炉，我们也提供两种能源：木柴和煤。

木柴的特点：烧一会儿就没了，能量密度小，所以木柴体积大、能量少、占地方，不适合大量储存；煤的特点：一块煤能烧很久，能量密度大，所以煤的体积小、能量大，适合大量储存。

那么如果让你来管理这个锅炉，运来一车燃料，有木柴有煤，你怎么使用最合适？答案肯定是：优先烧木柴，储存煤。

储存燃料的空间总是有限的，木柴体积大、储能少，不适合储存，就优先使用掉。既节省了煤，又节省了空间。除非木柴不够烧，否则运来多少煤，就储存多少，以备不时之需。

如果木柴富裕得特别多怎么办？都存着，地方不够，所以想储存，必须先变成最适合储存的煤。当然，木柴变成煤，必须支付一定的转化费用。这就是碳水化合物变成脂肪储存的过程。

对我们的身体来说，碳水化合物就是木柴，脂肪就是煤。碳水化合物是用来消耗的，脂肪是用来储存的。我们的身体是自然演化了几百万年的设计，很会利用能量，该储存什么，该使用什么，它比我们聪明。

3.6 碳水化合物不容易致胖的第三个原因

▼

上面讲了,碳水化合物不容易让人胖。首先,有糖原储存这一缓冲机制。另外,碳水化合物摄入后还会优先被消耗掉,不容易变成脂肪。这还不够,我们的身体还有一招,让碳水化合物更不容易把人吃胖,那就是碳水化合物代谢平衡机制。

碳水化合物平衡机制,属于人体的营养素代谢平衡机制。就是说,我们的身体希望尽量保持一个比较稳定的体重,成年以后,体重不要明显增加,也不要明显降低。这就要求身体能够耐受一定程度的营养素摄入量变化。比如如果这段时间,某种营养素吃得多了,那么这些过量的摄入也不要马上变成脂肪让身体增重。

我们对此可能没什么直观的感觉,我给大家举个例子。假如你从 20 岁开始,每天多吃一个小面包,假设是 100 千卡热量,那么你 60 岁的时候,你就额外摄入了 146 万千卡热量。这 146 万千卡热量,变成脂肪,是 190 公斤左右。也就是说,理论上,你 20 岁的时候 60 公斤,要是每天多吃一个小面包,到了 60 岁时,就应该是 250 公斤的体重。

但实际上我们都知道这不可能。即便一个人每天多吃 100 千卡,到了

60岁，可能也就胖个几公斤到头了，这就是营养素代谢平衡机制在起作用。如果身体没有这种机制，那是很可怕的。我们想一下，增长那么多体重，谁都受不了。

那么我们的身体是怎么保持这种能量平衡的呢？就是如果多吃了东西，身体就尽量把多吃的消耗掉。碳水化合物和蛋白质都有这种机制。也就是说，如果我们多吃了碳水化合物或者蛋白质，身体会额外增加碳水化合物和蛋白质的消耗，把多吃的部分尽可能消耗掉。

上面我们讲了，混合食物摄入后，碳水化合物氧化率增加，脂肪氧化率减少，表现就是呼吸商会提高。高碳水化合物饮食也是这样，我们的呼吸商会明显地提高，身体会多氧化吃进去的碳水化合物。但是，如果我们过多摄入脂肪之后，身体的呼吸商却不会降低，也就是说，脂肪摄入得多，并没有引起脂肪氧化量的增加。

所以，碳水化合物是多吃多消耗，当然蛋白质也是一样，碳水化合物和蛋白质这两种营养素，人体都可以精确地调节，多吃也不容易发胖。有数据说，一顿饭摄入的碳水化合物，其中25%~33%会转化成肝糖原，33%~50%会转化成肌糖原，剩下的会在饭后一段时间优先氧化消耗掉。

但对于脂肪，人体几乎没有任何调节机制，多吃也不会多消耗。所以短期之内，碳水化合物和蛋白质都很难把人吃胖，但脂肪却很容易能把人吃胖，稍微一多吃，就储存起来了。

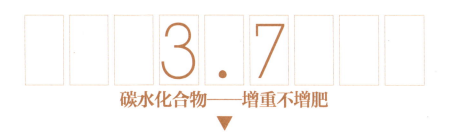

3.7 碳水化合物——增重不增肥

我们把碳水化合物吃下去,首先要补充糖原的需要,消耗一大部分。接下来还要优先氧化掉一部分。摄入多的话,还会多氧化。这时候,一般就没有再剩余的碳水化合物可以储存成脂肪了。哪怕还有剩余,要储存成脂肪,还要浪费掉其中20%以上的能量。所以说,碳水化合物想把人吃胖真的很难。

但有些人发现,说我要吃几顿油大的,一称体重,没太大变化,但吃两顿高碳水化合物的饮食,一称体重,重了1斤,所以人们往往得出结论,碳水化合物果然让人胖啊。其实,这是因为高碳水化合物饮食造成了糖原储量的迅速增加而导致体重增加,不是真的一两天就增加了1斤脂肪。

我们前面也说了,高碳水化合物饮食会促进糖原的超量储存,尤其是对有运动的人来说更是如此。我们也知道,糖原的储存要伴随储存3倍左右的水分。所以这些糖原储量的增加,能带来体重的大量增长。吃碳水化合物多,人短期内体重增加会比较明显,但这不是胖了,是因为增加的体重是水分和糖原。

那有人说,高碳水化合物饮食一两天体重长了1斤,可能是糖原和水分,但你怎么知道一定不是长了 1 斤脂肪呢？这是因为，要想真的靠吃碳水化合物增加 1 斤脂肪是非常难的。

增长 1 斤身体脂肪需要热量盈余近 4000 千卡左右，这相当于 7 斤多米饭或将近 2 斤白糖，一天两天谁能吃得了这么多米饭或者白糖？

而且，这还是假设所有吃进去的碳水化合物，完全地，一点也不用来干别的，全部转化成脂肪。但实际上我们前面讲了，碳水化合物要转化成脂肪储存在我们的身体里，首先要过"三关"：先补充糖原，再大量氧化，最后如果还有剩余，那么变成脂肪的过程中还要浪费 20% 左右。

所以，真要想靠吃碳水化合物来长 1 斤肥肉，需要的可不仅仅是 7 斤多米饭或将近 2 斤白糖。实际需要的比这个还要多很多，谁在短期内也吃不了那么多东西。

碳水化合物多吃不会胖，但是会增加体重。绝大多数人一看体重增加了，就会认为自己胖了。其实我们都知道，在胖瘦的问题上如果片面地看体重，是很不聪明的办法。当然，碳水化合物也不能每天多吃，糖原的储量是有限的，不可能给你提供无限的缓冲。糖类的能量平衡调节作用也是有限的。每天大量超量摄入碳水，人还是会胖的。只不过，比超量摄入脂肪来说还是要相对好得多。

我帮大家算一笔账。假如有两个人，A 和 B，都经常运动。其中 A 在热量平衡的基础上，有一天多吃了 500 千卡，这 500 千卡全部来自碳水化合物。B 这一天也多吃了 500 千卡，这 500 千卡全来自脂肪。那么我们看看这两个人的体重变化和体成分变化。

很多人可能觉得，都是多吃 500 千卡，那体重变化和体成分变化应该都一样。实际上不一样。多吃了 500 千卡，假如都是来自碳水化合物，那么就是125克碳水化合物。上面说了，即便不运动的人，偶尔多吃50克碳水化合物，也都变成肝糖原了，不会变成脂肪。有运动的人，偶尔多吃125克碳水化合物，一般来说，都能够通过糖原储量的增加来缓冲掉，不会变成脂肪。更何况，还有碳水化合物代谢平衡机制在起作用。

所以，A的情况是，体成分没变，但是身体增加了125克糖原（这里我们假设所有多吃的碳水都变成糖原了，当然实际上会有一部分被直接氧化）。125克糖原，理论上说要额外携带约375克水，那么这个人，体重会增加500克，就是1斤。

但是，A体重增加了1斤，脂肪可一点没增加，增加的1斤属于瘦体重，这种增重是有好处的。不但没胖，还对减肥有利。下面我们看B。

B多吃了500千卡脂肪，但脂肪可没有什么方法被缓冲，多吃的也不会刺激脂肪多氧化，而是直接储存成身体脂肪了。食物脂肪储存成身体脂肪，一般只会额外浪费掉3%~7%的热量，我们往多了算，假设它浪费了10%的热量，那么B多吃了500千卡脂肪，就等于储存了约50克身体脂肪，体重也只增加了50克。

我们对比一下，A体重增加了500克，而B只增加了50克。都是多吃了500千卡，看起来好像A比B胖得多，于是很多人觉得碳水化合物好可怕。但实际上，看体成分，A没有增加脂肪，而是增加了500克瘦体重。这不但没胖，反而有利于之后的减肥。而B增加了50克实实在在的脂肪，虽然体重变化非常小，但是却胖了。

这就是多吃了碳水化合物和多吃了脂肪的区别。当然，如果长期都这么多吃，那么多吃碳水化合物的人也会胖，也会增加脂肪，但是增加的脂肪仍然要比多吃脂肪的人少。

其实，碳水化合物不容易变成脂肪，这个观点早已经是营养学界的共识了，比如：

- 美国农业部的科学家们早就发现，用高糖食物喂食小鼠，并不会让小鼠变胖。类似的结论，还用猴子等实验动物验证过。
- 流行病学研究发现，糖食用量很少时，仍然有大量肥胖者出现。很多胖人比瘦人食用更少的糖。
- 世界卫生组织的研究发现，跟我们的直觉相反，胖人并不比瘦人更爱吃甜食。
- Mc Devitt及同事研究报告，让受试者在96小时内，超过正常摄入量一倍摄入蔗糖或葡萄糖（被认为最容易让人发胖的糖），结果发现，不管是胖人还是瘦人，身体的脂肪含量都没有增加。

但有些人想，那为什么现在有很多流行减肥法都强调碳水化合物更容易使人发胖呢？因为流行减肥法的目的是赚钱，需要怎么吸引人怎么说。

多吃碳水化合物，体重增加快，少吃碳水化合物体重减少快。就是因为碳水化合物跟体重变化关系更密切，所以用碳水化合物说事儿，肯定更讨大众喜欢。因为绝大多数人考虑胖瘦，只会看体重。

所以，流行减肥法跟老百姓玩了个体重游戏。我不管减少的是什么，只要体重降低了，人们就会以为我瘦了，就会说有效，更多的人就会买他的产品，他就能赚钱了。比如阿特金斯减肥法，我们在下一章会详细分析这种玩体重游戏的减肥圈套。

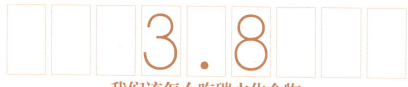

3.8 我们该怎么吃碳水化合物

再次强调,碳水化合物只是相对于脂肪来说,不容易让人发胖,并不是绝对不会让人发胖。吃得太多,或长期过量摄入,照样会胖。

但是,人体对碳水化合物有精确的调节机制,所以我们可以利用这种调节机制为减肥服务,让我们既不容易胖,也能尽量不饿肚子。

办法就是尽可能地利用糖原缓冲机制。前面说了,身体的糖原会因为低碳水化合物饮食而储量迅速减少。如果在体内糖原大量减少的情况下,我们再摄入大量碳水化合物,这些碳水化合物则只会用来补充糖原的储备,而不容易变成脂肪。

所以,我们吃碳水化合物,可以高碳日和低碳日交替安排。研究一般也认为,只有连续几天超量摄入碳水化合物,多余的部分才会转化成脂肪。所以,我们连续 2~3 天高碳水化合物饮食之后,只要安排 1~2 天低碳水化合物饮食,哪怕在高碳日多吃一些碳水化合物,人也不容易胖。

这个低碳日,一般来说主食可以减少到平时的一半,或者 40%,并且不要吃任何含有添加糖的东西,也不要吃高糖的水果。

这是吃碳水化合物的一个技巧,高低搭配着来。另外,吃碳水化合物,还应该考虑血糖指数的问题。

我们前面说过，白糖和红薯在本质上是一种东西。但我们也知道，添加糖要尽量少吃，红薯似乎多吃一点并不可怕，这是什么原因呢？因为虽然两者都是碳水化合物，但是它们的血糖指数不同。

血糖指数（Glycemic index），简称 GI，就是食物升血糖的速度。我们知道，食物中的碳水化合物最终往往变成葡萄糖吸收进入血液，血液中的葡萄糖就是血糖。食物的血糖指数越高，通俗地理解，就是这种食物消化得越快，升血糖越快。

有些食物好消化，消化快毕竟吸收就快，所以能很快变成葡萄糖进入血液，升血糖速度就快一些。比如同样是面粉，做成馒头，跟做成意大利面相比，馒头消化就比较快。原因也简单，馒头是发酵食品。

所以，馒头的血糖指数是八十几，意大利面只有 40 左右。还有土豆，升血糖也很快，煮熟的土豆血糖指数有六十几。但把土豆做成粉条，血糖指数只有十几。这也主要是因为土豆要比粉条疏松得多，好消化。粉条很硬，消化很慢。

还有些碳水化合物，经过消化道不能分解成葡萄糖，而是分解为果糖、半乳糖等，这些东西想要变成葡萄糖，需要在肝脏转化，这就相当于多了一道步骤。所以富含果糖、半乳糖的食物，升血糖也会慢一些。另外如果单说果糖的话，胃排空果糖的速度本身也比葡萄糖慢，消化慢。

这里顺便说一句，大家不要认为水果里面的糖就全都是果糖。很多人想，水果嘛，里面当然是果糖，实际上不一定。有些水果里面果糖相对多一些，比如苹果和梨。但大多数水果里面也都有葡萄糖、蔗糖和麦芽糖。

很多水果里面的蔗糖和葡萄糖，加起来都比果糖含量多。有些甚至多很多，比如榴莲、哈密瓜、龙眼、水蜜桃、越南皇帝蕉等。

关于血糖指数，这里需要强调如下几点。

1. 血糖指数，是拿人测出来的。人空腹吃含有 50 克某种碳水化合物的食物，等会儿看看他血糖升高的情况，做个记录。所以，血糖指数这东西，只能参考，我们别觉得苹果的血糖指数是 38，就是绝对不变的。不同的研究机构，不同的实验受试者，不同产地的苹果，测出来的结果都不一样。甚至，静脉采血和指尖血，测出来的数据都有差别。

2. 血糖指数是个相对值。它其实是比出来的。一般都是用一种基准食物（不是葡萄糖，就是白面包），把这种食物定为血糖指数是 100，然后其他食物升血糖的情况再跟它比，比如升血糖速度是它的一半，那这种食物血糖指数就是 50。所以，你会发现不同的资料里，血糖指数有差别，你还要看它是跟什么东西比出来的。

所以，看到不同数据来源的血糖指数有差别，我们不要奇怪。另外关于食物的数据，大家最好还是买一本《中国食物成分表》，虽然数据比较老，但算权威了。网上的数据，有些完全不准确，或者不很准确，可信度有限。

食物的血糖指数跟减肥有什么关系呢？一般来说，减肥最好吃血糖指数低一些的食物，这样更有好处。吃血糖指数高的食物，血糖升高快，为了降低血糖，身体会大量分泌胰岛素。胰岛素一多，有两个坏处：

- 胰岛素有促进脂肪合成、抑制脂肪分解的作用，容易让人发胖。
- 胰岛素飙升，容易造成餐后反弹性低血糖，低血糖有可能会刺激人的食欲，让你吃得更多。

相对低 GI 主食

主食	血糖指数（相对于葡萄糖）
全麦面条	37
意大利面	45
硬面条	55
黑米粥	42
玉米	55
玉米面粥	51
红薯	54
藕粉	32
苕粉	35
豌豆粉丝	32
燕麦粗粉饼干	55
各种豆类	18~52

所以，减肥时吃低血糖指数的食物是有好处的。但是也必须强调，食物的血糖指数跟减肥有关系，但也远不能决定减肥的成败。现在市面上很多所谓的"科普宣传"喜欢走极端。因为老百姓的思维普遍喜欢走极端，所以这也算投大众所好吧。

比如网上有很多讨论减肥的文章，或者有些畅销书，说胰岛素就是肥胖的根源，减肥千万不能吃高血糖指数的东西，否则减肥绝对失败，只要一吃高血糖指数的东西人就会变成胖子云云。实际上，一个血糖指数，根本决定不了人的胖瘦。

比如添加糖、白糖这类东西，血糖指数比较高。但也并不是说只要白糖吃得多人一定会胖。有两项实验观察了添加糖对肥胖的影响，发现添加糖吃的多，并不会引起肥胖[1，2]。甚至还有三项研究发现，添加糖跟肥胖负相关，也就是说添加糖吃得多，人反而不容易胖[3，4，5]。

所以，关于减肥，任何过于极端、过于简单化的结论可能都有问题。因为减肥跟太多因素有关，除了热量平衡之外，任何一个单一的因素都很难决定减肥的成败。

3.9 最不容易致胖的东西——蛋白质

我们顺便说一下蛋白质。碳水化合物不容易致胖，蛋白质则更不容易致胖。所以，一般来说减肥饮食要求高蛋白，是有道理的。

蛋白质对减脂主要是三个好处。首先，刚才说了，蛋白质非常不容易致胖，我们吃的食物里面，脂肪、碳水化合物、蛋白质，都有可能让人发胖，其中最可怕的是脂肪，排最后的是蛋白质。

我们不要认为蛋白质就是肉。有些人说，肉可是很容易让人胖的。肉类食物里，蛋白质含量一般是比较高的，但肉类里也往往有大量的脂肪。所以，即便吃肉让人胖，实际上也是其中脂肪的缘故。反过来说，只要是低脂肪的肉类（比如纯瘦牛肉、鸡胸肉、兔肉，以及大多数鱼虾蟹贝类等），其实减肥时完全可以吃，而且应该多吃。

蛋白质为什么不容易致胖呢？因为蛋白质有很高的产热效应。我们可能有这种感觉，蛋白质食物一吃进去，比如鸡蛋、牛奶、肉，一段时间后就会觉得身体发热。发烧的人，医生也不建议吃高蛋白食物。这就是因为蛋白质消化吸收后，其中会有一部分强制变成热量散失掉。这部分蛋白质的热量，等于是直接消耗了，不可能变成脂肪。

我们的身体也有调节蛋白质平衡的能力，跟碳水化合物一样，也是多吃多氧化多消耗，除非吃巨量的蛋白质，否则很难有盈余变成脂肪。

另外蛋白质消化吸收过程本身也需要消耗大量热量。最后，如果蛋白质吃多了，要变成脂肪，瘦肉变肥肉，又需要浪费很多热量。所以，蛋白质储存成脂肪，需要花费的成本比碳水化合物还要高，蛋白质变脂肪也要难得多。

蛋白质是这样：吃进去，消化吸收消耗一部分；吸收后直接产热，又消耗一部分；最后还要被身体用来修复组织合成身体蛋白质，合成酶、激素等东西；好容易剩下一点，想要变成脂肪，又需要浪费大量热量。所以减肥时纯蛋白质基本可以放开了吃。

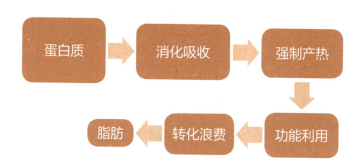

蛋白质对减肥的第二个好处，高蛋白质能在减肥期间保持肌肉量。很多人都知道减肥时容易丢失肌肉。因为减肥时，热量摄入会减少，能量出现负平衡，所以身体会出现分解代谢大于合成代谢的局面，脂肪减少的同时容易导致肌肉量的减少，在碳水化合物摄入也受到限制的时候尤其是这样。

所以，适当增加蛋白质的摄入量，有助于在减肥过程中保持肌肉尽可能不丢失，有助于保持我们的基础代谢率不降低，对持续减肥非常有好处。

第三个好处，蛋白质能带来很强的饱腹感。蛋白质能刺激消化道分泌一种激素，这种激素叫"酪酪肽"，这种激素能带来很强的饱腹感。所以很多健身的人都有这种经验：健身后喜欢喝一杯蛋白粉，但喝完了以后发现，本来运动了半天挺饿，喝完蛋白粉过一会儿就不饿了，甚至影响正常吃饭。其实蛋白粉的热量本身没多少，这就是蛋白质的饱腹作用的表现。

所以，减肥期间应该相对高蛋白饮食，不但不容易让人胖，对减肥还大有好处。最后还是强调，高蛋白饮食要注意同时低脂肪。吃肉，吃低脂肪肉类。另外，脱脂奶、鸡蛋清和大部分豆制品，也是很好的低脂肪蛋白质来源。

3.10 为什么说脂肪是最容易致胖的东西

说了两样不容易致胖的东西,最后我们说说脂肪。

我们前面说了,碳水化合物不容易致胖,蛋白质更不容易致胖。说到这里所有人都知道了,减肥最大的敌人,其实就是食物中的脂肪。肥肉吃得太多,植物油吃得太多,高脂肪的坚果、水果以及高脂肪的快餐零食吃得太多,都特别容易导致肥胖。

脂肪容易致胖,有这么几个方面的原因,首先,前面说了,身体特别喜欢储存食物中的脂肪。而且,食物中的脂肪变成身体脂肪,几乎没有什么浪费。吃同样多的东西,高碳水化合物、高蛋白即便是有盈余,想储存成身体脂肪也要浪费掉很多能量。

其次,脂肪的热量密度大。每克脂肪有 9 千卡热量,但每克蛋白质和碳水化合物的热量连脂肪的一半还不到,只有 4 千卡。所以,高脂肪的食物,热量密度很高。吃高脂肪食物,好像没吃多少,但其实已经摄入很多热量了。

比如植物油,一勺植物油大约 10 克左右,就是将近 100 千卡热量。而普通大小的一碗米饭,也只有 100 千卡多一点的热量。红烧肉的一块肥肉,大约有二十几克,热量可以超过一大碗米饭。

高脂肪的东西容易发胖，除了热量密度大，储存成身体脂肪效率高之外，还有一些更深层次的原因。比如，高脂食物可能会改变身体的生理生化环境，让身体变得更容易发胖。我总结以下可能的因素：

- 高脂饮食容易造成瘦素抵抗。动物实验报告，增加实验大鼠的瘦素水平，可以有效使大鼠体重下降，但对高脂饮食喂养下的大鼠不起作用。
- 高脂饮食可能造成脂肪细胞增多。研究报告，普通饮食喂养的大鼠，身体脂肪细胞的数量在18周后基本稳定。高脂饮食喂养的大鼠，到52周龄时，仍能观察到脂肪细胞数量在增多。Gollisch等的研究报告，4周龄养高脂喂养的大鼠，皮下脂肪、内脏脂肪细胞数目分别比正常大鼠增加了36%和65%。过量摄食，尤其是高脂肪饮食，可以启动脂肪增殖反应，脂肪细胞会增多[6]。
- 高脂饮食容易导致胰岛素抵抗。
- 高脂饮食可能引发肠道菌群改变，这可能是诱发肥胖的一个因素[7]。

其实，高脂肪的食物容易致胖，这是在学术界基本上已经有共识的事情，只不过现在民间低碳水化合物减肥法被宣传得太多，老百姓被洗脑了。我们简单总结一些高脂肪食物容易导致肥胖的相关证据。比如：

- 研究报告，高脂饮食是超重和肥胖症的独立危险因素[8]。
- 多项流行病学研究报告，体重与脂肪摄入量正相关（脂肪吃得越多，体重就越重），而与碳水化合物摄入量无关。
- ◗ 对高脂肪食物的偏爱，跟肥胖有明显的相关性。胖人似乎更喜欢高脂低糖食物，而瘦人更喜欢高糖但无脂肪的食物[9]。
- ◗ 多项研究提示，脂肪供能比例上升，是肥胖等慢性病发生发展的主要原因[10，11，12，13]。

所以，从减肥的角度讲，高脂肪饮食百害而无一利。减肥首先应该调整饮食结构，调整饮食结构，首先应该选择低脂饮食。但是这里也要强调，脂肪是相对容易致胖，但不是绝对会致胖。并不是说只要吃脂肪，人就一定会胖，或者只要不吃脂肪，人就一定会瘦。身体热量的消耗如果明显大于饮食热量的摄入，即便是高脂肪饮食（食物中脂肪所占比例大），人也会瘦。只不过，从健康的角度讲，这样的饮食非常不健康，而且在口味上一般人也很难长期接受。

3.11 我们该怎么吃脂肪

脂肪虽然容易让人胖,但有些脂肪也是我们需要的营养素。所以,有些人认为脂肪容易致胖,就选择零脂肪饮食,这种做法不可取。

完全不吃脂肪,既没必要,也不健康。但是,吃脂肪要有选择。食物中的脂肪绝大多数我们身体都能合成。我们真正需要的,是身体不能合成的脂肪。

有两种脂肪酸,我们身体需要但是自己不能合成的。一种叫 ω-3 系列脂肪酸,一种叫 ω-6 系列脂肪酸,这两种脂肪酸我们必须靠食物来摄取。

ω-3 系列脂肪酸有很多种,里面最重要的老祖宗是 α-亚麻酸。ω-6 系列脂肪酸也是一样,其中最重要的是亚油酸。我们只要摄入了 α-亚麻酸和亚油酸,ω-3 和 ω-6 系列里其他我们需要的脂肪酸,人体就可以用这两种脂肪酸合成。

比如 DHA,这是我们身体必需的,对大脑发育很重要。直接补充完全可以,比如很多海洋鱼类身体里的脂肪,就富含 DHA。如果没有直接的 DHA 来源,我们的身体就要靠 α-亚麻酸来合成 DHA。

这两类必需脂肪酸中,ω-6 系列脂肪酸相对容易获得,基本上大多数油脂里面含量都不少。食物里面 ω-3 就少得多，亚麻籽油和鲑鱼油（大多数海洋鱼类都富含 ω-3 系列脂肪酸）里面含量比较多。

这就是说，一般只要保证均衡足量膳食，ω-6 系列脂肪酸我们都不会缺乏。反而对现代人来说，常常是这种脂肪酸吃得太多，造成很多问题。

但 ω-3 系列脂肪酸，因为不容易获得，我们特别容易缺。补充的办法，一个是吃海鱼，再一个就是吃亚麻籽油。同时，核桃、栗子、松子里面的 ω-3 含量也比较丰富，平时可以适量吃。如果上面这些东西你平时都不吃，那吃植物油的时候，最好就选择大豆油、菜籽油、小麦胚芽油。这些植物油里面，ω-3 含量还算相对比较多的。

除此之外，肥肉、高脂肪快餐、高脂肪零食、油特别大的中餐，我们都应该少吃。因为通过这些东西摄入的脂肪很多，但绝大多数不是我们必需的。这些非必需脂肪的大量摄入只会让我们变胖，对我们的身体健康也没好处。

[1] Lewis CJ, etal. Nutrient intakes and body weights of persons consuming high and moderate levels of added sugars.J Am Diet Assoc. 1992, 92:708.

[2] Koivisto U, FelleniusJ.andSjoden PO. Relations between parental mealtime practices and children's food intake.Appetite.1994, 22:245.

[3] Hill JO. and Prentice AM. Sugar and body weight regulation. Am J ClinNutr. 1995, 62:264S.

[4] Lewis CJ, etal. Nutrient intakes and body weights of persons consuming high and moderate levels of added sugars.J Am Diet Assoc. 1992, 92:708.

[5] Bolton-Smith C. and Woodward M. Dietary composition and fat to sugar ratios in relation to obesity. Int J ObesRelat MetabDisord. 1994, 18:820.

[6] Billinggton GJ, Levine AS. Appetite regulation: shedding new light on obesity. Current Biology. 1996, 6:920-923.

[7] Hildebrandt MA, Hoffmann C, Sherrill-mix SA, et al. High-fat diet determines the composition of the murine gut microbiome independently of obesity. Gastroenterology. 2009,137(5):1716-1724.

[8] Astrup A. Healthy lifestyles in Europe: prevention of obesity and type II diabetes by diet and physical activity. Public Health Nutrition. 2001, 4:499-515.

[9] Drewnowski A, Brunzell D, Sande K, et al. Sweet tooth reconsidered: taste responsiveness in human obesity. PhysiolBehav. 1985, 35:617-622.

[10] 任立晟等. 16260名体检人群血镁和血脂水平及其相关分析. 中国食物与营养. 2014, 20(3):73-76.

[11] Cho YA, Shin A, Kim J. Dietary patterns are associated with body mass index in a Korean population. J Am Diet Assoc. 2011, 111(8):1182-1186.

[12] Howarth NC, et al. Dietary fiber and fat are associated with

excess weight in young and middle-aged US adults. J Am Diet Assoc. 2005, 105(9):1365-1372.

[13] Denova-Gutiérrez E, et al. Dietary patterns are associated Research Progress on Relationship Between Dietary Fat Intake and Chronic Disease with different indexes of adiposity and obesity in an urban Mexican population. J Nutr. 2011, 141(5):921-927.

4

阿特金斯减肥法
——是"金矿"
还是"陷阱"

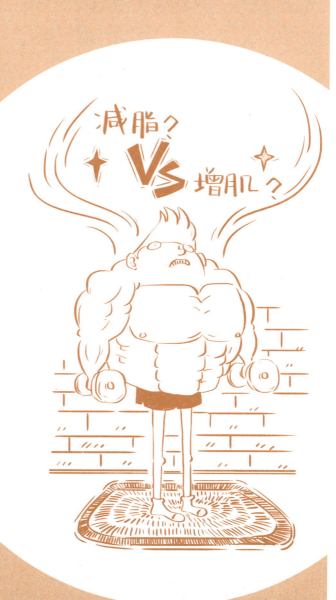

阿特金斯的
减肥骗局

小易（化名）是程序员，使用阿特金斯减肥法2个多月。第一个月体重下降9公斤，效果很明显。第二个月体重下降3公斤，显得很吃力。2个多月后小易恢复正常饮食，体重在3周之内反弹了7公斤，不到2个月的时间，之前减下去的体重全部反弹，还有继续增长的趋势。

我采访小易的时候，给他提了3个问题。以下是我和他的问答记录。

问题一：阿特金斯减肥法使用后有没有什么特别不舒服的感觉？

小易：觉得没劲儿，动一动就出虚汗。早上昏昏沉沉的不想起床，也不想动，就想坐着。原来一直坚持跑步，用了阿特金斯以后就不想跑了。头两个星期反应最明显，人恍恍惚惚的，刚发生的事转眼就不记得。盯着电脑的时候脑子静不下来，注意力不集中。我还请了一个星期的假。

后来感觉好一点，但开始掉头发、便秘、怕冷。连着感冒了两次，感觉抵抗力很差，晚上也睡不好，一走路脚后跟疼，膝盖也疼，正常饮食以后就好了。

问题二：阿特金斯饮食使用方便吗？

小易：入门阶段很麻烦，吃每一口东西都要注意。当

· 案 · 例 ·

然想省事也有省事的办法,挑出几样能吃的东西每天反复吃就行,就是口味上非常单调。我平时也不会自己做饭,都是吃工作餐和外餐选择起来就比较费事。阿特金斯能吃的东西太少,稍微不注意体重就不动了,后来我只能自己带饭。

我比较懒,所以那时基本上就是蒸鸡蛋、吃肉还有白菜。但肉不能放糖,不能用面糊,不能用各种调味酱,所以也有一些限制。跟家里人吃饭或者出去跟朋友吃饭很麻烦,什么都不能吃,显得很不合群。

入门阶段饮食要注意,之后好一点,但再往后想继续减体重饮食就要更加注意了。所以我感觉越来越麻烦,很难坚持。

问题三:阿特金斯减肥法停止使用后体重反弹得快吗?

小易:很快,头几天基本是一天一斤,后来也挺快,逐渐减掉的体重都回来了,但照镜子觉得人比以前还胖。我对阿特金斯一开始还挺认可的,但后来发现开始抱的期望值太高,想随便吃又能减肥根本不可能。阿特金斯减肥法也很现实,想要效果好就得吃苦,其实有时候觉得还不如少吃点多活动减肥省事。

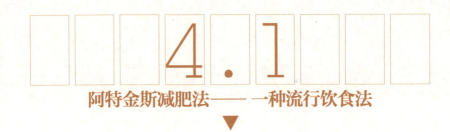

4.1 阿特金斯减肥法——一种流行饮食法

阿特金斯减肥法在 20 世纪 80 年代前后就开始流行了,到 90 年代我们国家也开始接触这种饮食方法,当时老百姓给起的名字叫"吃肉减肥法",但这种吃肉减肥法在当时并没有形成气候。

最近几年阿特金斯减肥法又开始火了,同样的低碳水化合物减肥法也跟着火了一批。以阿特金斯减肥法为首的低碳水化合物减肥法真的是减肥新大陆吗?还是这类减肥法又仅仅是新的一个流行饮食骗局?我们在这一章给大家详细分析一下。

阿特金斯减肥法的核心,就是限制碳水化合物的摄入量,因为阿特金斯认为,碳水化合物是让人变胖的唯一根源。我们日常饮食中,碳水化合物主要存在于主食、薯类、水果、坚果、豆类和添加糖中,少量存在于蔬菜当中。还有其他很多食物当中也有碳水化合物,比如奶制品中碳水化合物其实也不少。

更不要说中餐里,很多油炸食品会裹面糊,很多菜会加糖或者淀粉,这些东西,如果严格遵循阿特金斯减肥法的话,都不能吃。

这里需要注意,阿特金斯减肥法并不是一种严谨的肥胖症医学治疗手段，它只是一种流行饮食法。既然是流行饮食法，就属于商业减肥范畴，最基本最核心的动机就是赚钱（医疗减肥也能赢利，但赢利毕竟不是医疗减肥最核心的动机），受欢迎的程度基于营销策略，而不是基于其科学性和合理性。

Melinda M.Manore（美国俄勒冈州立大学运动科学与营养学院教授）总结了6条"流行饮食法"的标准[1]：

- 声称这种饮食是新的、现代化的、改良的或者最新发现的，但没有科学的数据来支持这个论断。
- 声称快速减体重或减脂，通常每星期超过0.9千克。
- 声称不用进行任何体力活动就可以成功减体重。
- 包含很昂贵而且很难找到的特殊食物；建议食物应该按照特别的次序或组合食用；建议避免食用某些"坏食物"；包含"有魔力的"或"奇特的"能够燃烧脂肪的食物。
- 包含每天必须严格执行的菜单；食物的种类很有限。
- 包含补充餐或者营养保健品，而且声称它们治愈疾病或者小疾。

流行饮食，其实我们见的不少，市面上时不时就会涌现一批流行饮食。几乎每一种都大言不惭地说自己发现了科学新大陆，以前的研究都错了，减肥问题交给它简简单单就能解决，别人都不对只有自己是最好的，等等（基本都是这个模式）。我们知道，但凡有一点严谨科学态度的人，就不会这么说话。

读过阿特金斯的书的人都能发现,上面那 6 条"流行饮食法"标准,阿特金斯减肥法都符合。

- 阿特金斯一直强调自己的减肥法是最新的发现,颠覆传统营养学,唯其绝对正确。
- 书中一直明示或暗示此方法可以快速减肥。
- 虽然也建议运动,但并不强调运动是必需的。
- 声称碳水化合物是"坏食物",极力将其妖魔化。
- 虽说除了碳水可以随便吃,但细读其书会发现,饮食有非常严格的限制(因为碳水化合物几乎无处不在)。
- 用一整章的篇幅推荐补充保健品,并且兜售自己的阿特金斯品牌的补充餐。

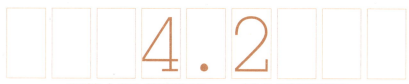

4.2 阿特金斯减肥骗局一：基本原理错误

阿特金斯说，绝大多数人胖，没别的，就是碳水化合物吃多了，胰岛素高了。反过来说，哪怕热量吃很多很多，只要碳水化合物少吃，人就能瘦；哪怕热量吃很少很少，只要吃碳水化合物稍微吃点，就瘦不下来。

"碳水化合物是肥胖的根本原因"，是阿特金斯减肥法的一个理论根基（注意，很多时候他是拿添加糖开刀，但事实上却禁止正常吃一切碳水化合物）。那我今天就让大家了解一下，肥胖到底是什么原因造成的，是不是像阿特金斯所说的，就是碳水化合物的问题。

了解肥胖是什么原因造成的，还有一个好处——知道了为什么会胖，才能弄清楚我们怎样才能不胖。

而且不光阿特金斯减肥法，现在有很多流行减肥法，提出一套一套的减肥理论，往往都是针对其所谓的"肥胖根本原因"。一旦我们知道了人变胖的真正原因，那么这些减肥法想忽悠我们也就不那么容易了。

人会胖，原因很复杂，绝不是一个因素就能导致的。1727年有一本书，叫《论肥胖的病因和影响》，这是人类历史上第一本研究肥胖症的著作。

从1727年到现在，人类研究肥胖花了289年。结果呢？胖子越来越多。

胖如果真的那么简单，就是因为某一类东西吃多了，那减肥就不用这么费劲了。

不说咱们老百姓，多少国际名模、国际明星、政界要人都在挨饿，拼命运动，甚至饭后催吐，或者使用副作用很高的减肥药，更甚至做抽脂手术来减肥。如果肥胖真的只是一个简单因素导致的，大家还用的着这样吗？

阿特金斯说，美国人，有一阵子碳水化合物吃得多了，脂肪吃得少了，你看，不就胖了吗？这种逻辑看似合理（因为老百姓也爱这么琢磨问题），但实际上是幼儿园水平。

首先，相关性不代表因果关系。比如中国人久坐的时间逐年增加，同时离婚率也逐年升高，这两者是正相关的，但你不能说是因为坐着导致了离婚。再举个例子，中国人现在受教育程度越来越高，同时年轻人犯罪率也有升高迹象，你不能说是受教育导致了犯罪。

另外阿特金斯的数据本身也有问题。阿特金斯说，近几十年，美国人的脂肪摄入量有所下降，精制碳水化合物（注意是精制碳水化合物，包括添加糖和精制面粉）摄入增加，所以美国人胖了，就是碳水化合物的错。但实际上，近几十年，美国人总体热量摄入也增加了。1976—1980年间到1999—2000年间，美国人平均每日能量摄入，男性增加了179千卡，女性增加了355千卡[2]。

再者，阿特金斯也根本没考虑美国人活动量的变化，这些都是影响胖瘦的非常重要的因素。

不发达国家人口，碳水化合物摄入比发达国家人口多得多，穷嘛，只吃得起植物性食物。拿数据说话，根据FAO/WHO的统计，大部分发达国家人口碳水化合物摄入比例都比较低，仅约为40%，吃得很少；而不发达国家则为 80%，且淀粉类食物比例很大（淀粉正是阿特金斯说最容易导致肥胖的东西）。但是，看肥胖率的话，不发达国家的肥胖率明显要低于发达国家。

拿我们自己的数据来说。中国疾控中心营养与食品安全所，和美国北卡罗莱纳大学人口中心，1989—2009 年，一共作了 8 次中国健康与营养调查。这 20 年间，中国人总体来说，碳水化合物吃得明显少了，脂肪吃得明显多了（主要是动物脂肪），同时，总能量摄入还少了。也就是说，这 20 年间，动物性食物，特别是畜肉类和蛋类食品我们吃得多了，而谷类、根茎类食物消费量明显下降。这正是阿特金斯减肥法一直宣传的减肥饮食结构。但这 20 年间，中国人瘦了吗？

根据中国卫生部、科技部、国家统计局 2004 年 10 月发布的《中国居民营养与健康现状》，跟 1992 年比较，中国人口超重率上升了 38.6%，肥胖率上升了 80.6%！中国人不但没瘦，还胖了。

虽然这还不能说明是脂肪把中国人吃胖了（因为还有活动量下降的因素）。但至少可以说明，仅仅碳水化合物一个因素是不可能把一群人吃胖的。人胖，是多种因素共同作用的结果。阿特金斯把牛吹得太大了。

我们究竟为什么变胖

肥胖，目前主要分两类，一类叫生活方式相关性肥胖，或者叫原发性肥胖。这种肥胖类型约占所有肥胖的 95% 左右。还有一类是病理性肥胖，因为有某种疾病或者使用某些药物引起了肥胖，这种肥胖是极少数的，也不是单纯减肥就能解决问题的，所以我们不讨论。

原发性肥胖是为什么？为什么我们在几十年内都突然胖了？有一种观点认为全球肥胖问题是基因造成的。但是，我们看人类肥胖的历史：人口统计学研究说，现代社会的肥胖问题是20世纪初在西方社会出现的；但20世纪40年代二战期间，兵荒马乱，肥胖问题暂时消失；战后，持续的和平时期，欧洲、亚洲、北美洲又开始出现了肥胖问题；20世纪末，南美洲和非洲也出现了肥胖问题。

也就是说，肥胖症通过仅仅两代人的时间就扩散开了。这就说明，这种肥胖症的流行，不是基因导致的，而主要是环境因素影响的。因为基因的改变没有这么快。

但我们又发现一件事，相同的环境下，有胖子，也有瘦子。吃差不多的东西，活动量差不多，有的人胖有的人瘦。这又说明，胖瘦跟基因还是有关系的。

所以，现在一般认为，如果从人群的角度来看，一群人胖了，主要是环境改变引起的。比如中国人，现在肥胖率越来越高，这主要就是环境改变导致的，跟生活方式有关。这个生活方式，包括非常多的复杂因素，但最终归于能量失衡——过高的能量摄入和过低的能量消耗。

但具体到每个人，胖瘦更多还是由基因决定的。也就是说，中国人胖了，主要是环境变化引起的；但中国人里头，张三胖了，李四没胖，则主要是基因决定的。

个体的胖瘦主要由基因决定，这个观点现在基本上已经很明确了。这方面的证据很多，比如双胞胎研究就很能说明问题。同卵双胞胎的基因一模一样，研究发现，他（她）们的BMI相似度也非常高。即便是不在同样的环境中生活、生长，比如领养出去一个，但双胞胎的BMI还是惊人地相似。

研究发现，一家人里面配偶的 BMI 相似度最低。两口子的生活方式很近似，但 BMI 相似度却不高，因为基因离得很远。父母子女之间，BMI 相似度就高一些，因为有了血缘关系。同胞兄弟姐妹的相似度更高，因为他(她)们之间的基因相似度更高。异卵双胞胎相似度又要高一些。BMI 相似度最高的是同卵双胞胎，他们的胖瘦相似度能达到 70%~95%。

也就是说，具体到每个人，胖瘦很大程度上是天生的。有些人可能会问，那还减肥干嘛呢？实际上，学术界对减肥到底有没有用，还真的是有争论的。我们看到的减肥成功，绝大多数都是一个人在一个时间段内体形的改变。要想做到彻彻底底把一个胖子永远变成一个瘦子，跟基因对抗，其实是非常难的。

不少肥胖症医学研究都发现，多数肥胖者不能通过饮食控制和体育运动长久地维持较低的体重。但研究也认为，自主减肥者反而相对容易做到这一点，所以我们也要有自信，但这是题外话[3]。

基因如何决定我们的胖瘦

遗传是怎样决定我们的胖瘦的呢？一般来说有两种情况，一种是单基因因素，也就是某一个基因出了问题，产生了巨大的影响，让人变胖了，比如 Prader-Willi 综合征。这种单基因突变，导致患者身材矮小、性腺功能减退、精神发育迟缓，同时肥胖。但这种单基因突变引起的肥胖，一般都属于病理性肥胖，算是病，我们这里不讨论。

我们讨论的生理性肥胖，基因方面的影响因素，一般就不是一个了，而是多个，是多种基因共同作用的结果。每个基因起一点作用，导致了肥胖的易感或不易感。

我们举个例子，人体内有一种酶，叫脂肪酸胺水解酶。这种酶的作用是降解内源性大麻素。内源性大麻素有开胃作用，会让人更有食欲，吃得更多。这种东西如果不能很好地被降解，就会引起人的食欲亢奋，容易导致肥胖。所以，有些天生脂肪酸胺水解酶活性低，就容易食欲特别好，也就容易胖。

已经明确的类似这种能够影响人胖瘦的基因类型还有很多。比如，基因除了通过很多途径决定了人的食欲，还决定了人对食物的选择，是喜欢高能量食物，还是喜欢低能量食物，是爱吃肉，还是爱吃素；基因还决定了人对高能量食物的克制程度，能不能忍受高能食物的诱惑；基因还决定我们一天会吃几餐；甚至，基因还会影响一个人吃饭时一起进餐的人数。这些因素，都会影响到一个人的胖瘦。

同时，基因决定了我们能量消耗的情况。比如人的肌肉多还是少，内脏体积大还是小，这些都能影响基础代谢率。活动热消耗、食物热消耗，以及我们是喜欢动还是喜欢静，爱好户外活动还是喜欢待在家里，会选择什么职业，甚至喜欢用什么姿势站着，等等，在很大程度上也受基因影响，跟胖瘦有关系。

所以，基因几乎塑造了一个人的全部，自然也包括胖瘦。

为什么人类会有易胖的基因？过去我们老说"节俭基因"，是说在人类进化的过程中，那些善于储存脂肪的人活下来了，这种基因也就延续下来。现在食物充足，人们就容易过量储存脂肪。但这种理论受到很大争议。现在有一种新理论，叫"捕食释放"假说。就是说，在进化过程中，太不擅长储存能量的人活不下来，但太善于储存能量的人也活不下来，因为太胖，容易被捕食者追上。

所以，在200~600万年前，人的体重可能有一个下限，也有一个上限。太瘦固然不行，太胖也会被淘汰。随着火、武器的使用，建筑越来越结实，人渐渐不用躲避捕食者的追捕，人类体重也就慢慢没有上限了。这种假说还有个数学模型，预测现代人BMI分布，据说还挺准。

基因很大程度上决定了个体的胖瘦，但我们最后胖还是瘦，也看环境的条件，受生活方式的影响。也就是说，把肥胖基因的人放到容易胖的环境里，比如现代城市，他很可能就会成为胖子；要是放到荒岛上，让他不吃不喝，肥胖基因的人也会是个瘦子。

具体到每一个人，胖瘦主要受基因的调节，但环境的影响也是一个方面，只是相对次要。但不管怎么说，人胖也是基因和环境共同作用的结果，仅仅一类食物吃多少，比如碳水化合物的摄入量，在决定人的胖瘦方面，只是众多因素中的一小部分，远不足以最终决定一个人的胖瘦。

环境对我们的胖瘦有什么影响

恰当的基因，遇到合适的环境，人可能就胖了。基因的因素很复杂，环境的因素也一样是复杂多样的。但环境因素影响人的胖瘦，主要是围绕热量消耗减少和热量摄入增加这两个方面。

热量消耗减少方面，交通工具和省力工具多了，工作和生活方式改变了，都会减少人的热量消耗。甚至采暖成本降低，人经常待在温暖的环境里，也会减少人的热量消耗（冷环境里人热量消耗更大）。

窝在沙发里看电视，不但人的热量消耗会降低，还可能造成热量摄入的增加。因为很多人在看电视的时候还会吃零食。有研究估计，人们在看电视时，平均每小时会增加 160 千卡以上的热量摄入［4］。看电视，甚至还能扰乱人体内部的饱腹感信号，让我们不停地进食。

单次进餐的分量增加，吃大份的食物，也是一个导致饮食热量摄入增加的因素（超过正常摄入量的 50%）［5］。而且，有研究报告，进食的分量跟 BMI 是有明确关系的，吃越大份食物的人，BMI 也越大。

这里有一个很有意思的实验，叫"无底汤碗"实验。研究者设计了一种特殊的碗，用咱们的话说是带机关的碗。当碗里的汤还剩 1/4 的时候，会被缓慢地重新自动加满，但喝汤的人意识不到。也就是说，实验被试者以为就这么一碗汤，其实这碗汤永远也喝不完。

于是，被试者在喝汤的时候，不知不觉比平时多喝了 73%（113 千卡），但自己并没有觉得比平时多喝，也没觉得撑。

这就是说，人们在决定自己该吃多少的时候，往往是靠一种视觉暗示来判断的，也就是看看碗里还剩多少。所以，吃大份食物，会让人不由自主地多吃很多东西（快餐食物的单份分量越来越大）。

食物口味多样化，也会导致摄入热量的增加。有实验给测试动物喂不同口味的饲料，动物会多摄入 25% 的能量，并增加体重。几天或几个月内吃不同种食物的人，比吃单一食物的人，摄入的能量更多。

其实这也不奇怪，通俗地说，每天吃同样几种味道的东西，吃几天吃腻了，一吃就饱。用学术语言来说，这叫"感官特异性饱腹感"——当吃过一种味道的东西时，人对这种食物在口味上的愉悦性和感官注意力就会降低，不那么喜欢了。而对没吃过的味道味觉愉悦性高，也保持更高的注意力。

所以，经常吃有限的几种东西，这些东西可口感就会降低，人对这些食物的兴趣也会降低，就会吃得更少。真正读过阿特金斯的书的人知道，阿特金斯减肥法对食物种类的限制非常严格，这不能吃那不能吃，能吃的只有几样。有研究证明，阿特金斯减肥法能让人在无形中少吃很多东西，热量摄入明显降低。

在外就餐次数增加，也是一个让人增加热量摄入的原因，而且跟肥胖有关。甚至，共同进餐的人数增加，也会导致摄入热量的增加，最多一餐可以增加400千卡[6]。也就是说，跟越多熟人（甚至不熟悉的人）一起吃饭，你很可能吃得越多，这叫"能量摄入群体促进现象"。这也是被证实了的一个引起现代人肥胖的因素。

另外，吃零食、不吃早餐、生活节奏紧张导致的压力性进食等，都是环境因素引起摄食热量增加进而引起肥胖的可能原因。这方面因素还有很多，研究也不计其数，我就不例举了。

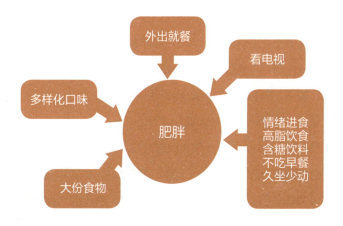

这就是说，一个人为什么会胖这个问题，其实答案非常复杂。但阿特金斯在回答这个问题的时候，根本不讲最主要的因素，也就是基因的因素，也没有讲环境方面的众多因素，而是在没有任何明确的证据的情况下，就说是碳水化合物把人吃胖的。把非常复杂的致胖因素简单粗暴地归结为一个，这显然不是一种科学严谨的态度。

上百项研究都能证明碳水化合物不易使人发胖

其实我们上一章也详细讲了，碳水化合物并不容易把人吃胖。我们这里进一步用一些研究数据来补充说明一下这个问题。

Costas G.Biliaderis 博士和 Marta S.Izydorczyk 博士所著的《功能性食品碳水化合物》一书中，关于碳水化合物摄入量与肥胖的关系，综述了近百项研究数据，其中有 13 项已经发表的关于碳水化合物和肥胖之间关系的纵向研究。这些研究，研究对象都是自由膳食。纵向研究的研究周期都很长，10 年、13 年、15 年的都有。

另外还有 66 项关于碳水化合物与肥胖关系的代表性研究。其中 38 项评价了总碳水化合物与肥胖的关系，15 项评价了糖、简单碳水化合物与肥胖的关系，剩下 13 项评价了膳食纤维与肥胖的关系。

我们看这上百项研究都告诉了我们什么。

13 项纵向研究中，没有一项研究报告碳水化合物会导致人发胖。不光总碳水化合物跟肥胖没有显著关联，甚至连添加糖，也就是我们吃的白糖，跟肥胖也没有相关性。反倒是有几项研究说明，总碳水化合物吃得越多，肥胖率越低。

再看 66 项代表性研究，这么多研究，只有 1 项报告总碳水化合物摄入量跟肥胖正相关，也就是碳水化合物多吃人可能容易胖。针对成人的研究中，13 项研究报告，总碳水化合物和肥胖负相关。就是说，碳水化合物吃得越多，肥胖发生率越低。其余的都没有相关性，也就是说碳水化合物吃多少跟肥胖没什么关系。

针对儿童的研究中，7 项报告碳水化合物和肥胖负相关，碳水化合物吃得多，肥胖率发生少。其余的无相关性。

这些研究中，甚至还有几项报告添加糖和肥胖负相关，或在一定条件下负相关。比如英国的一项研究报告，所有人群摄入高糖低脂肪食物时，BMI 降低。但是我也必须强调，这可不是让大家可以多吃白糖。我本人也反对过多摄入添加糖类，这一点上主流营养学界也是如此。

这近百项的研究，其实代表了严谨的学术界对碳水化合物和肥胖的关系的态度。那就是，碳水化合物不会导致肥胖，至少没有证据能证明这一点，而且还有些证据说明碳水化合物有助于控制体重。

我们不是专业人士，所以很容易被假托科学的畅销读物或者纪录片洗脑，反正满眼看到的都是碳水化合物的"罪恶"。但实际上，只要翻开任何一本有关营养的中立的学术著作，几乎都能发现，碳水化合物根本不像某些人描述得那么可怕。

胰岛素抵抗是因为碳水化合物吗

还有一些低碳水饮食的倡导者，说高碳水化合物引起胰岛素抵抗，进而导致了肥胖。胰岛素抵抗的确是容易导致肥胖，但是高碳水化合物就一定会引起胰岛素抵抗吗？其实并不一定。

我们退一万步讲，即便高碳水化合物会导致胰岛素抵抗，那可以适量地进食碳水化合物，多吃低 GI 碳水化合物就可以了，完全没必要去选择极低碳水化合物饮食。

这些人拿高碳水化合物说事，跃过"适量的碳水化合物"，直接就建议极低碳水饮食，甚至建议终生每天只吃 50 克左右甚至更少的碳水化合物，明眼人一眼就能看出问题来。

而且，高碳水化合物也不必然导致胰岛素抵抗。反而有不少证据能说明，高碳水化合物饮食跟胰岛素抵抗甚至糖尿病发病负相关。碳水化合物吃得越多，出现这类问题的可能性越低。

我们的观念是，吃糖多，就会加重身体分泌胰岛素的负担，需要分泌更多的胰岛素。身体太累，久而久之就出问题了。实际上，我们还是把人体想得太简单了。总的来说，胰岛素抵抗首先跟遗传因素关系很大，我们一般把它当做是最主要的因素。

后天因素主要指肥胖、久坐、衰老、氧化应激、高脂饮食等，唯独没有高碳水化合物饮食这一条。比如有一项为期 16 年的前瞻性研究发现，不但膳食碳水化合物的摄入量跟胰岛素抵抗无关，而且添加糖的摄入量也跟胰岛素抵抗无关[7]。

反过来说，有研究证明，阿特金斯最反对的碳水化合物，尤其是谷物，倒是可能改善胰岛素抵抗。还有一项荟萃分析报告，高碳水化合物饮食、高膳食纤维饮食能有效地控制血糖和血清脂蛋白水平。

非常多的实验室和流行病学研究都报告，膳食碳水化合物和胰岛素抵抗负相关。可能的原因，一方面是，高碳水化合物膳食被证明有提高糖耐量及胰岛素敏感性的作用，这种作用我们可以认为是在"锻炼"我们的胰岛素敏感性。

另一方面，高碳水膳食必然导致脂肪摄入量降低，特别是饱和脂肪摄入量降低，这也是一个胰岛素抵抗低发的可能的重要原因。另外还有一个原因，就是高碳水饮食不容易引发肥胖，高脂饮食更容易导致肥胖，肥胖本身是导致胰岛素抵抗的一个重要因素。

比如夏威夷的日本移民，跟广岛的日本人相比，膳食能量摄入相似，但夏威夷日本移民的膳食复合碳水化合物摄入量比广岛的日本人少 1/3，脂肪摄入量高出 1 倍。结果，夏威夷日本移民 2 型糖尿病发病率提高了 1 倍多，这些人也更肥胖。

高脂饮食，尤其是高动物性脂肪饮食，倒是导致胰岛素抵抗甚至糖尿病的一个重要原因，这个观点现在已经基本可以明确了。恰恰是阿特金斯提倡的对抗胰岛素抵抗的高脂饮食，反而极有可能导致胰岛素抵抗。

这方面的研究佐证非常多。动物实验方面，高脂饮食喂养的实验动物很快会出现糖耐量下降、体重增加等胰岛素抵抗特征。

高脂饮食与 2 型糖尿病高发的流行病学研究证据也非常多。比如 King 等发现，密克罗尼西亚妇女的膳食脂肪摄入量跟 2 型糖尿病发病密切相关。Tsunehara 等对 66 例被诊断为糖耐量降低的住在美国的第 2 代日本移民进行了 5 年的跟踪观察，发现其中 30 人始终停留在糖耐量降低阶段，24 人糖耐量转为正常，另外 12 人发展为 2 型糖尿病。研究者发现，发展为糖尿病的人，饮食动物脂肪、总脂肪、胆固醇摄入量都比糖耐量转为正常的人高（分别高 73%、27%、55%）。

Marshall 等对美国部分西班牙裔居民的研究报告，2 型糖尿病人群的膳食总脂肪、脂肪提供能量的比例、饱和脂肪摄入量都明显比正常人群高。Feskens 等在荷兰做的纵向流行病学研究也报告，饱和脂肪和胆固醇的摄入量跟空腹血糖水平显著正相关。

所以，阿特金斯减肥法，以及其他一些低碳水化合物饮食法的共同的所谓"理论根基"——碳水化合物致胖论，根本就是子虚乌有。即便高碳水化合物并不值得提倡，但完全可以吃适量碳水化合物，或者多吃低 GI 碳水化合物，而没必要把所有的膳食碳水化合物限制在极低的程度。这样不但无利，反而有害。

4.3 阿特金斯减肥骗局二：操作烦琐、副作用明显，无法长期使用

阿特金斯饮食，有的人觉得很好，因为简单啊，除了碳水化合物不能吃，剩下的随便吃就可以了。实际上真正使用过阿特金斯减肥法的人都知道，这种方法对饮食种类要求非常高，操作非常烦琐。

阿特金斯减肥法（2000 新版），把减肥过程分成四个阶段，实际上是三个阶段。第一个阶段是入门阶段，阿特金斯说，这个阶段至少要 2 周，在这 2 周里，每天只能吃 20 克碳水化合物。

很多人说，阿特金斯减肥法的入门阶段确实比较极端，但也只有 2 周嘛，2 周后就可以增加碳水化合物摄入了。实际上，阿特金斯说，最少 2 周，但多多益善。他在书中极力鼓励人们延长入门阶段，甚至延长至 6 个月。

剩下两个阶段，一个是继续减肥阶段，这段时间就是让你逐渐增加一点点碳水化合物的摄入（每周只增加 5~10 克），然后盯着体重的变化，体重减少得慢了，赶紧停止，甚至回到入门阶段，继续每天只吃 20 克碳水化合物，直到减少到理想体重。

最后一个阶段是保持阶段，怎么保持？还是靠少吃碳水化合物。如果

多吃了点碳水,体重增加了,赶紧减少碳水,甚至再次回到入门阶段。阿特金斯说,自己的这种饮食方法可以终生使用,很诱人。但如果你想靠它终生保持体重,那么你就要一辈子每天只吃那么一点点碳水化合物。恢复正常饮食,体重马上会反弹,阿特金斯本人在书中也是承认这件事的。

对大多数人来说,这个"终生保持"的碳水化合物摄入量是约50克/天(有的甚至只有25克/天,阿特金斯说,这要看你的所谓"代谢抗性")。

50克碳水化合物有多少?一个中等大小的雪梨,里面就有约66克碳水化合物。

除了肉类和油之外,几乎所有常见种类的食物里面都有一定量的碳水化合物。拿蔬菜来说,常见蔬菜的碳水化合物含量为2.5%~12%。我们每天推荐的蔬菜摄入量大约是500克左右,稍一不注意碳水化合物摄入就超量了。所以,如果要严格地执行阿特金斯减肥法,就连吃蔬菜也要十分小心谨慎。

常见食物平均碳水化合物含量(克/百克)

营养	谷薯杂豆	蔬菜	水果	鱼虾	禽畜	奶	蛋	大豆坚果	油
碳水化合物	65.1	4.81	13.68	3.26	0.61	5.11	5.06	27.01	0.31

超市里买的很多食品都含有添加了糖或者其他形式的碳水化合物,甚至肉酱里,每百克都有十几克的碳水化合物。阿特金斯在书中也强调,他的饮食方法,吃东西需要处处小心,超市一半以上的东西干脆不能吃。

平时我们还要出去应酬,外面的东西,加工过程中很多都会添加糖,或用淀粉勾芡,这些东西按照阿特金斯的要求来说也不能吃。比如糖醋里脊、京酱肉丝、宫保鸡丁这类菜都不能吃，炸鸡和很多火腿也都不能吃。

阿特金斯也知道自己的饮食方法对食物限制太多，所以弄了一套所谓的"阿特金斯烹饪法"，声称这样可以把食品中的碳水化合物降到最低。这套方法，除了购买阿特金斯品牌的调味料、烘焙料等，还需要按照"食品替代对照表"来加工食物，非常烦琐，也有些滑稽。

比如，阿特金斯说，可以用"低碳水化合物烘焙粉和磨细的坚果"代替面粉，用"掺水的鲜奶油"代替牛奶（因为每百克牛奶也有3~5克碳水化合物，平时喝一小盒牛奶，250毫升左右，就有10克甚至更多的碳水化合物了），用菜花代替马铃薯，用嫩豆腐代替香蕉……

阿特金斯说，自己的饮食法可以终生使用，显然太不现实。这样吃一辈子，无论从营养、口味和工作量上谁也受不了。我接触过不少使用阿特金斯减肥法的人，都因为这种方法太烦琐，对饮食限制太多，使用了一段时间就放弃了。

所以，阿特金斯减肥法是：要么你就要吃一辈子这种极端饮食，吃东西战战兢兢如履薄冰，要么就吃一阵子受不了了放弃，然后体重反弹。这两种方法，哪一种也不理想。

另外，阿特金斯减肥法严格限制碳水化合物的摄入量，人体会因为极低碳水化合物饮食而产生很明显的不适感，比如乏力、记忆力减退、意识恍惚、情绪低落、易怒、口渴等。

有一项研究，让51名肥胖者使用阿特金斯减肥法6个月，结果发现，其中有68%的人便秘、63%的人口臭、51%的人头疼、10%的人掉头发，还有1名女性出现经血异常。并且，这些人尿液丢失的钙增加了53%，这会严重危害骨骼健康。

这仅仅是阿特金斯减肥法短期的副作用,这种极端的饮食长期对健康的影响则更明显。澳大利亚的一项研究报告,这种减肥方法的长期使用的副作用包括:心律不齐、心脏功能下降、猝死、骨质疏松、肾脏受损、癌症风险提高、活动能力下降等。

操作烦琐、饮食严重受限,加上明显的短期副作用,让很多人根本无法长期使用阿特金斯减肥法,往往是使用了一段时间,开始体重开始下降得很明显,但逐渐地,使用者无法忍受这种极端的饮食方法,恢复正常饮食之后体重马上就反弹了。

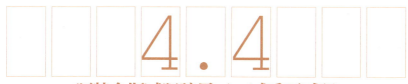

4.4 阿特金斯减肥骗局三：减重不减肥

阿特金斯减肥法之所以吸引人，其中一个重要原因就是在使用前期，这种饮食方法会让体重下降很明显。

有人说，你说了这么多阿特金斯减肥法的不好，既然体重下降明显，那说明这种方法还是很有效的嘛。其实这本书大家读到这里，早就已经知道，体重不是反映减肥效果唯一的标准。但是，减肥的人往往被体重的变化欺骗。

简单来说，阿特金斯减肥法，也是一种减体重多、减脂肪少的减肥方法。我们之前的内容里面也讲过，任何快速减肥法，一个共同的特点，就是减体重多、减脂肪少。减肥速度越快，减掉的体重里面，脂肪的比例越小。

利用阿特金斯减肥法减体重，重要的方法有以下三个：

1. 限制饮食种类，感官特异性饱腹感让你少吃。我们前面讲过感官特异性饱腹感，就是说我们老吃几种东西，时间久了就腻了，这样自然而然吃东西就少了。

阿特金斯减肥法对食物种类的限制非常多，很多东西都不让吃。虽然理论上说，穷尽人之所能，也能变着花样吃东西。但实际操作当中，对于个人来说，能吃的东西其实就那么几样。因为每个人平时常吃的食物种类本来就是有限的，大多数人也都不是美食家，精通烹饪技巧并且愿意下工夫的毕竟是少数。

我们想一下，别说所有碳水化合物都要少吃或一口不吃，就是仅仅不吃面食，在日常饮食里面，除了蔬菜水果，就有一多半东西我们不能吃了。所以，单一的饮食种类，让人不知不觉少摄入了很多热量，起到了隐性的限制热量作用。

2. 酮体有抑制食欲的作用。阿特金斯饮食属于生酮饮食，酮体有强烈的抑制食欲的作用，这就进一步降低了使用者的食物热量摄入量。所以阿特金斯减肥法虽然说不限制饮食热量，只要是能吃的东西让你随便吃。但实际上，它是用隐性的方法让人不知不觉地少吃，进而达到减肥的目的。

研究者认为这是阿特金斯饮食能够减肥的重要原因之一。

3. 低碳水化合物饮食迅速减少身体水分。我们前面讲糖原的时候讲过，低碳水化合物饮食可以让身体糖原储量迅速降低。糖原的储存要结合3倍左右的水分，所以阿特金斯饮食法会在短期内让身体丢失水分，导致体重迅速下降。

低碳水化合物饮食还会导致身体蛋白质的丢失，这也会同时丢失大量水分，因为仅肌肉中，70%以上的都是水分。

阿特金斯饮食会产生高酮体，身体为了排出酮体会大量排尿，这也是丢失水分的一个原因。

所以，在阿特金斯减肥法的前期，减体重非常明显。但这种快速减肥并没有长期优势，因为减掉的并不主要是脂肪，而是瘦体重。不但不健康，而且不利于持续减肥。一旦因为阿特金斯饮食的烦琐和限制，以及难以忍受短期副作用，导致使用者恢复正常饮食之后，因为丢失了大量瘦体重，人会变得特别容易胖，所以脂肪也会加倍地卷土重来。这也是章首案例里小易在恢复正常饮食后，体重反弹到和原来一样的水平，但看起来比原来还胖的原因。

相关的研究也证实了这一点。比如有些长期的对比研究发现，低碳水减肥法跟传统的低脂减肥法相比，前 6 个月减体重具有一定优势，但在 12 个月之后就没有明显优势了。也就是说，阿特金斯减肥法，既烦琐，又不利于健康，在减体重方面，也还没有长期的优势。

4.5 阿特金斯减肥骗局四：不利于健康

阿特金斯饮食是一种高脂、中高蛋白、极低碳水化合物饮食。这种饮食方法，本身就不符合均衡多样化的健康饮食策略，实际上属于一种极端的、畸形的饮食方法。

对于健康的饮食结构，营养学界一直都有明确的建议。首先强调低脂肪饮食，同时碳水化合物的摄入比例一般要求达到每天热量摄入的50%~65%，而阿特金斯减肥法要求，碳水化合物的摄入量占每日热量的不足10%。

一种饮食方法是不是健康，最终我们还是应该相信官方的、权威的建议。每隔一段时间，世界各国政府就会发布权威的膳食指南。拿我国发布的《2016年中国居民膳食指南》来说，对普通人的膳食指南，第一句话就是"食物多样，谷类为主"，跟阿特金斯饮食完全相反；《指南》推荐三"多吃蔬果、奶类、大豆"，也跟阿特金斯饮食背道而驰；推荐五"少盐少油，控糖限酒"，也是推荐低脂肪饮食。

新版的《2015—2020美国居民膳食指南》，也强调谷类、水果、豆类是必需的，同时对饱和脂肪也有限制，整体饮食模式还是低脂饮食。无论如何也不是阿特金斯所提倡的碳水严格限制、大油大肉随便吃。

在其他国家和组织方面，2013年澳大利亚膳食指南，不提倡高脂饮食；2013年，WHO提出全球预防慢性病9个目标，不提倡高脂饮食。

从1968年，世界上首个膳食指南在瑞典发布，一直到现在，美国、加拿大、法国、挪威、新西兰、丹麦、英国、中国、日本、韩国、新加坡都有自己的膳食指南，但没有哪一个国家的哪一版膳食指南是提倡高脂肪饮食的。

难道全世界都错了，只有阿特金斯一个人是对的？你真的宁愿相信阿特金斯的鼓吹，也不相信各国政府和国际权威机构吗？

阿特金斯自己也承认，他的饮食法会造成某些营养素的缺乏。因此他的建议是吃补剂，用人造的东西代替天然的东西，但实际上补剂根本不能代替食物。

食物营养素的种类很多，我们对它们的了解其实很有限。还有一些营养素，对降低各种慢性病的发病风险可能非常重要，比如膳食纤维和植物化学营养素，这类营养素目前所知的就有上千种，这上千种植物营养素，不可能用补剂替代。即便是通过食物来获取，可想而知，食物的种类吃得太少也不行。

但阿特金斯饮食因为对谷物和水果有严格限制，对蔬菜也一定程度限制，导致膳食纤维和植物化学营养素的摄入量都非常有限，长期如此，对人的健康恐怕有非常不利的影响。

最后，高脂肪膳食也是一种不健康的饮食结构。高脂饮食，不但非常可能导致肥胖，同时也增加胰岛素抵抗及2型糖尿病、某些癌症、心血管疾病、高血压、胃肠道疾病、肝胆疾病的发病风险。拿癌症来说，有研究称，前列腺癌、直肠结肠癌、乳腺癌等 1/3 的癌症与高脂肪膳食有关 [8]。

但在阿特金斯的书中，他绝口不提自己的减肥法存在这些潜在的健康风险，而且还说这是一种非常健康的饮食方法。

总的来说，阿特金斯减肥法，是以尽可能短期减轻使用者体重、进而获利为目的，通过极端化的烦琐饮食，以牺牲使用者健康为代价的流行减肥法。这种方法，前期减轻体重效果明显，但减脂效果有限。

正是因为阿特金斯减肥法使用极端的饮食，用减体重的花招蒙骗使用者，前期减体重效果很明显，所以很多人都认为阿特金斯减肥法靠谱，而根本没有去关注长期的减肥效果。

对一个肥胖者来说，快速减肥的诱惑之大，是普通人难以想象的。肥胖者经常面对减肥无效的打击，不管是因为难以抵抗食物的诱惑，还是因为难以坚持运动。但阿特金斯减肥法，不用明显挨饿，也不用运动，头几个星期就能明显降低体重。说句实话，面对这样的"成果"，有几个人还会去考虑这种减肥法的长期安全性问题呢？

阿特金斯的入门阶段，实际上就是一个"洗脑阶段"。大多数人经历了这个阶段，就被阿特金斯减肥法彻底征服了，对这种方法深信不疑。后来减肥越来越难，越来越慢，人们只会怪自己碳水控制力度不够（实际上阿特金斯的书中多处暗示，减肥如果失败，就怪自己吧），很少有人会真的质疑阿特金斯减肥法。

当然，阿特金斯减肥法在某些特殊情况下短期使用还是可以的，比如短期内参加比赛或者应聘，需要达到一个体重标准的时候，用阿特金斯减肥法减体重效果很好。可以不用过度节食，这也是一个优势。但总的来说，对于绝大多数减肥者而言，阿特金斯减肥法只是一个昙花一现的梦。如果长期使用，那很可能是一个危害健康的陷阱。

[1] Melinda M.Manore 等. 运动营养与健康和运动能力. 北京: 北京体育大学出版社, 2011.11:170-1.

[2] Centers for Disease Control and Prevention. Prevalence of overweight and obesity among adults with diagnosed diabetes-United States, 1988-1994 and 1999-2002. MMWR Morb Mortal Wkly Rep. 2004, 53:1066-8.

[3] Brownell KD. Whether obesity should be treated. Health Psychol. 1993, 12:339-341.

[4] Wiecha JL, Peterson KE, Ludwig DS. et al. When children eat what they watch: impact of television viewing on dietary intake in youth. Arch Pediatr Adolesc Med. 2006, 160(4):436-442.

[5] Levitsky DA. and Youn T. The more food young adults are served the more they overeat. J Nutr. 2004, 134:2546-9.

[6] de Castro JM. and Brewer EM. The amount eaten in meals by humans is a power function of the number of people present. Physical Behav. 1992, 51:121-25.

[7] US Department of Agriculture. Dietary Guidelines Advisory Committee. 2005 Dietary Guidelines Advisory Committee Report. Available at: http//http://www.health.gov/ ditaryguidelines/dga2005/report.

[8] Crovetto M, Uauy R. Recommendations for cancer prevention of World Cancer Research Fund (WCRF): situational analysis for Chile. Rev Med Chil. 2013, 141(5):626-636.

5

减肥误区 TOP10
（运动篇）

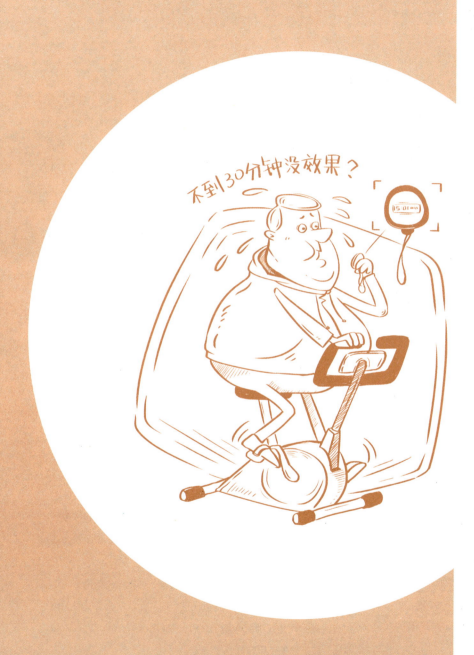

小误区造成
减肥大失败

我们很多减肥的朋友，在减肥过程中，都会去关注一些减肥方面的知识或者技巧。不管是在网上，还是从朋友那里打听，他们希望能把这些知识运用到减肥过程当中，让减肥效果更好。但是这些知识却有真有假，有很多都是减肥误区，误入误区，容易被错误地引导，适得其反。

比如全先生（化名）就是这样，人到中年，发现自己渐渐发福，打算减肥。于是跟朋友打听，也在网上学习，打算先储备一些减肥知识。但是后来好一阵子他也没开始减肥，因为他听说，运动只有超过 30 分钟才能减肥，但是他平时根本没有 30 分钟以上的空余时间，运动也白运动，还运动干嘛？

我跟全先生说，运动 30 分钟才开始减肥完全是无稽之谈，是一个减肥误区。但他还是不太相信。他说他年轻的时候好像就听说过这种说法，而且最近问了好多人，网上也看了很多东西，大多数都这么说。

我说你可以试试看，每天只要有时间，你就做一些简单的运动。比如你现在有 5 分钟，就抓住这个时间运动 5 分钟。时间短怎么运动？我建议他做原地 HIIT，这样不占用空间，也不依赖器械，减肥效果还比较好。

― ― ― ― ― ― ― ― ― ― ― ― ― ― ― ·案·例·
― ― ― ― ― ― ― ― ― ― ― ― ― ― ―

  全先生试了 3 周，有时间就做一些零碎的运动。3 周以后，全先生感觉自己上身明显瘦了，肚子也小了，体重还有小幅下降。全先生这才信了，原来运动真的不需要保持 30 分钟也能减肥。

  我还有一个朋友，她上身很瘦，只是腿比较粗，希望能够减减腿上的脂肪。她想，减腿嘛，肯定要做腿部运动，于是去健身房卖力练深蹲。过了一个多月，她的腿不但没细，反而粗了，这让她百思不得其解。

  还有一件事让她更想不明白，她练腿，腿没"瘦"，上身反而看着瘦了。可她上身本来就比较单薄，不希望再瘦了。

  她找我问怎么办，我说你不要练深蹲了，做有氧和上身的力量训练就可以。她按照我的建议坚持运动了 12 周左右，发现腿渐渐瘦了一些，上身也还真的变得饱满了。她很开心，但想不通是为什么。对这种现象，很多人可能都觉得费解，其实原理非常简单，减肥误区 TOP10 就会告诉你答案。

  现在，我们减肥方面的信息不是缺乏而是过多，其中有不少都是错误的信息。我们在减肥之前，应该知道该做什么，也应该知道不该做什么，否则减肥没有走对方向，不但没有效果，还可能有负效果，那就得不偿失了。

5.1 减肥误区TOP10：运动必须达到燃脂心率才能减肥

网上有种说法叫"燃脂心率"。就是指运动时心率要达到一个区间，心脏跳得足够快，才能有效燃烧脂肪。这种说法本身没错，因为中高强度运动比低强度运动，减肥的效率确实要更高一些。这里注意，我用的词是减肥的"效率"更高。也就是说，单位时间内，减肥的效果更好。

这个道理很简单，都是跑20分钟，一个慢跑一个快跑，快跑运动强度更大，心率更高，消耗热量更多，同样的时间，减肥效果一般也更好。

但现在很多人，错误地理解了"燃脂心率"。他们认为，不是达到了燃脂心率，减肥效率就更高；而是只有达到了燃脂心率，才能够开始减肥。如果不达到燃脂心率，运动时心跳不够快，干脆就不消耗脂肪，不能减肥。或者说，有些人运动能力不足，运动时怎么也达不到燃脂心率，认为运动也白运动，干脆就放弃运动。这就大错特错了。

之所以有人错误地理解了"燃脂心率"，是因为很多人可能有一种错误的观点，认为只有剧烈运动，运动时觉得累，才能消耗脂肪；不剧烈运动，慢慢走路或者慢慢跑，不觉得累的话，脂肪根本不消耗。这种认识是完全错误的。

人在不运动的时候,哪怕我们躺着睡觉,也是在不停消耗脂肪的。因为,我们就算不运动,身体也无时无刻不在消耗热量来维持体温和正常的生理心理活动。这些热量消耗其中有相当大的比例,就是靠身体脂肪来提供的。

所以,就算我们躺着,身体也在消耗脂肪,更不要说我们活动起来,运动起来。低强度运动,快步走,甚至散步,虽然心率不高,但只要运动时间足够长,也都能够减肥。只不过,低强度运动能量消耗有限,单位时间内脂肪消耗的总量不如中高强度运动罢了。

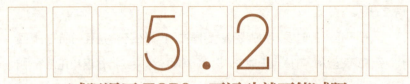

减肥误区 TOP9：不运动就不能减肥

这也是一种常见的减肥误区。很多人一想到减肥，首先就想到运动，我要去跑步，我要去游泳，我要去健身。认为如果不运动，脂肪怎么能消耗呢？

之前我们也说了，人在不运动的时候，甚至躺着，也能消耗脂肪，无非是个多少的问题。所以，减肥不一定非要运动，仅仅靠饮食控制制造一个热量缺口，也可以减肥。而且在减肥的过程中，饮食控制本身也要比运动更重要。

为什么说减肥时饮食控制比运动重要呢？其实我们很多时候也有这种感觉。单纯靠运动减肥，很多人都会失败。运动了半天，人也没瘦。甚至还有的人，运动减肥后反而胖了。但是，如果最近注意控制一下饮食，很快就能看到瘦身效果。

原因是，减肥最核心的要素是能量摄入和能量消耗的平衡。吃即能量摄入，使平衡像正向移动；运动即能量消耗，使平衡向负向移动。只不过问题在于，运动消耗热量实在太有限，而通过饮食摄入热量实在太容易。

一个中等身材的女孩，跑一次半程马拉松，20多公里，需要2~3个小时。

但这么大的运动量,直接消耗的热量只有 1000~1200 千卡。而通过饮食要摄入这么多热量很容易,一个大汉堡、一份薯条,再加一份冰激凌,就有 1000~1200 千卡热量了。所以,可能你下午挥汗如雨运动了 1 个小时,运动完吃几口汉堡,这 1 个小时就白运动了。不做饮食方面的控制,仅仅运动,减肥效果一般会很有限,而且失败率比较高,就是这个原因。

而仅仅做饮食控制,哪怕不运动,减肥的成功率一般也要高得多。当然这个成功指的是阶段性的成功,也就是说人在这一段时间内瘦下来了,但是能否保持,那就跟运动有很大关系了。

运动,在减肥过程中,可能不如饮食控制重要,但是运动非常有助于保持体重。有一项研究把一些警官分成两组,进行持续 8 周的减肥。其中一组仅靠节食减肥,另外一组节食加运动。8 周后,节食加运动组,减肥效果好于单纯节食组。而且在之后的跟踪调查中发现,仅单纯节食组的警官,体重在 6 个月后反弹了 60%,18 个月后反弹了 92%;而节食加运动组的警官,没有发现有明显的体重反弹。

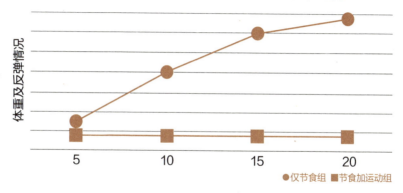

仅节食组和节食加运动组减肥后体重变化趋势

运动在减肥防止反弹方面的作用,可能是多方面的因素共同作用的结果。至少,减肥过程中安排适量运动,对保持身体瘦体重很有好处。所谓"瘦体重",通俗地理解,就是我们身体上储存的肥肉以外的体重。瘦体重越多,减肥越容易,因为瘦体重越多,人的基础代谢率越高,运动的时候消耗的热量也越多。

比如有一项实验,把超重妇女分成3组,一组只通过节食制造热量缺口来减肥,另外一组节食加运动,还有一组仅靠运动制造同样的能量缺口。15周后,发现3组人在体重下降上没有明显区别,但体成份上就不一样了。运动组和节食加运动组,瘦体重都有提高(0.45公斤和0.5公斤),而仅节食组瘦体重下降(1.1公斤)。

这就是说,3组人体重下降都差不多,但运动组体重下降的同时,肥肉以外的东西增加了,这就说明运动组减少了更多肥肉。而仅节食组体重下降中包括瘦体重的下降,所以真正减少的肥肉远没有运动组多。

仅仅靠节食减肥,大量限制饮食热量的摄入,非常容易出现瘦体重丢失的情况。所以,减肥最好的方法就是以饮食控制为主,搭配一些运动。而在减肥后保持体重期间,应以运动为主,同时注意饮食的控制。

5.3 减肥误区TOP8：运动减肥无用论

这则误区跟上面的误区刚好相反。

现在有很多言论，都说运动并不能减肥，提倡减肥不要运动，只做饮食控制就可以了。这种说法其实我们心里都知道肯定有问题。我们减肥的根本原则就是能量消耗大于能量摄入，所以运动毫无疑问肯定是有助于减肥的。上面说了，减肥，单纯靠节食能做到，但最好还是配合运动。

首先运动可以增加热量消耗，制造更大的热量缺口。这就减小了对饮食控制的压力，也就是说你不必吃的那么少了，减肥就更容易坚持。这个道理很简单。

其次，运动对减肥本身也有促进作用，这些作用体现在很多方面。比如很多研究都认为，运动可以改善瘦素抵抗［1，2，3］。瘦素大家都熟悉，它的主要作用是抑制食欲、促进脂肪分解和能量消耗。所以瘦素水平低，可能导致肥胖。但有些人胖，并不是瘦素水平低，而是瘦素抵抗，通俗地说就是瘦素不起作用。运动可能可以改善这种情况。

这里还有个有意思的知识。有动物研究显示，动物在幼崽的时候多运动，能在神经内分泌调控网络中产生一种"印痕效应"，对预防以后肥胖的形成有好处。也就是说,孩子多运动,可能成年后就不容易胖。如果真的是这样,那儿童运动就很有意义。

另外,运动有可能阻止脂肪细胞的数量增加,这也是个好消息。过去的研究一般认为,人的脂肪细胞数量,成年以后就不会改变了,但实际上有很多研究质疑这种观点。比如有动物实验发现,高脂肪饲料喂养下,1岁多的大鼠脂肪细胞数量仍然会增多。还有一项研究报告,4周喂养高脂肪饲料,会让大鼠皮下脂肪和内脏脂肪数量分别增加36%和65%,但同时配合运动能完全阻止这种变化[4]。

有人体研究也发现,中度肥胖只会增大脂肪细胞的体积,重度肥胖则会增加脂肪细胞的数量。所以人类的脂肪细胞,很可能成年后也是会改变的。这样的话,如果运动对防止脂肪细胞增殖有好处,那么对我们保持体重就有极大的帮助。

大家知道棕色脂肪对减脂有好处,可以促进产热,增加机体能量消耗。有不少研究都认为,运动可能能促进人类的白色脂肪向棕色脂肪转变。这种作用可能跟 Irisin 有关。Irisin 是最近几年才发现的一种激素,能刺激白色脂肪向棕色脂肪转变,增加能量消耗。而运动,准确地说是肌肉收缩,能刺激 Irisin 的分泌。

Irisin 跟肌肉量有关,所以肌肉量大,理论上说对 Irisin 分泌是有利的。减肥过程中尽量少肌肉损失,对持续减肥非常重要,这可能就是其中一个机制。这也提示,力量训练对减肥的好处可能也跟 Irisin 有关系,因为力量训练最有助于减肥过程中保持或增加肌肉。

另外,运动也有助于让身体的生理生化环境发生变化,让身体变得更容易消耗脂肪。比如运动能使脂肪组织内脂肪分解酶活性增强,也就是会让我们的脂肪分解得更快；有氧运动也能增加肌肉毛细血管密度，这样在运动时就更有利于脂肪酸进入肌肉细胞里燃烧；有氧运动能让肌肉细胞的线粒体密度增大，体积增大，有助于运动时更好地燃烧脂肪；运动还能使肌肉细胞内脂肪氧化酶活性增加，有助于运动时消耗脂肪。这些运动导致的变化让我们运动时更容易消耗脂肪，运动减肥的效果大大提高。

最后，运动还非常有助于在减肥过程中保持瘦体重，防止减肥后反弹。所以，减肥应该安排适当的运动。虽然说仅仅靠饮食控制也能够减肥，但这是一种不完整的减肥方法，很难达到最好的减肥效果，并且减肥后体重容易反弹。

5.4 减肥误区 TOP7：脂肪分为软脂肪和硬脂肪

▼

这个减肥误区非常可笑，但是还真有不少人信。这种说法是说脂肪分两种，一种叫软脂肪，软软的，而有些女孩小腿很粗，一摸是硬硬的，那叫"硬脂肪"。硬脂肪怎么来的呢，说是因为脂肪太多，每天被压着，越压越硬，就变成硬脂肪了。

这实在是一种让人哭笑不得的说法，脂肪是活组织，是有生命、能"喘气"的东西，不可能跟地上的土一样越压越硬。做过医学解剖的朋友都知道，哪有什么硬脂肪和软脂肪之说，脂肪都一样的。

人体的脂肪要分的话，只有两种，一种是黄色脂肪（或者叫白色脂肪），成年人的脂肪主要是这种；还有一种是褐色脂肪，在婴幼儿身上有明显的分布。但根本不存在一种被压硬了的"硬脂肪"。

那么有些女孩子小腿粗，摸上去硬硬的，是什么呢？没别的，就是肌肉。人的肌肉分布和大小，除了后天运动会造成一定改变之外，很大程度上是由基因决定的。有些人是修长型小腿，有些人小腿肌肉先天就比较发达。

减脂肪还相对容易，想减掉先天较发达的肌肉非常难。所以，很多女孩子都在孜孜以求减小腿，各种健身宣传也迎合大众所好，编造出各种瘦小腿的方法。但实际上，如果是肌肉先天较发达的小腿，靠自然健康的手段是没办法让其变细的。

5.5 减肥误区 TOP6：运动时不累就不减肥，越累越减肥

运动减不减肥，跟累不累没有必然的联系。当然，我们用主观的运动疲劳感也可以衡量运动减肥的效果。因为有氧运动时，运动疲劳程度跟运动强度是相关的。越累的有氧运动，一般强度越大或者时间越长，仅从这个角度讲，运动越累减肥效果越好，这倒是对的。

但如果说运动只有觉得累，才能减肥，不觉得累就白运动了，那可不对了。运动疲劳是运动科学中一个备受关注的课题，虽然现在学术界对运动疲劳的了解还不是特别透彻。但至少，运动疲劳也分很多种，不仅仅是我们通常说的"身体累"那么简单。

比如有一种运动疲劳属于内分泌调节紊乱疲劳，也是运动疲劳的一种机制，主要跟皮质醇有关。

大运动量会导致皮质醇分泌大量增加，运动强度越高，越会提高皮质醇的水平。皮质醇会对下丘脑—垂体—性腺轴产生广泛抑制作用，降低血睾酮，运动低血睾酮症会带来强烈的疲劳感。

另外，皮质醇浓度升高，会对免疫功能产生抑制，这样也会带来强烈

的疲劳感。其实这是身体在提示我们，为了维持免疫功能，我们必须休息了。

皮质醇的水平固然跟运动强度和时间有关，运动量大，皮质醇分泌一般也比较多。但是，皮质醇分泌还跟血糖有关，血糖低，皮质醇分泌就高。比如我们运动前没吃饭，运动的时候就会疲劳得很快。或者说这段时间身体状态不好，压力大，皮质醇水平也会升高，这样运动也容易感到疲劳。但这些疲劳，都不能代表消耗了更多脂肪。

反过来说，如果营养水平好，运动前和运动时补充了足够的运动饮料，那么皮质醇水平可以被控制得很好，这样大运动量也可能不太容易让你感到疲劳。虽然不怎么疲劳，但运动量大，减肥效果却是很好的。

力量训练也能减肥。力量训练减肥主要靠运动后消耗。我们都知道，力量训练的疲劳感远远比不上有氧运动，但如果说减肥效果，力量训练并不一定比有氧运动差。

HIIT 的疲劳感也不强，一般弱于持续性有氧运动。但是有不少研究都发现 HIIT 的减肥效果要明显好于持续性有氧运动。

所以，疲劳感跟减肥有关，但作为减肥效果好坏的绝对衡量因素并不合适，因为有太多其他因素的干扰。

还有一种运动疲劳机制叫中枢神经疲劳，主要跟低血糖引起的大脑分泌 5- 羟色胺增多有关，这也跟运动前、中、后的营养关系很大，而不一定仅仅受到运动量的影响，这种疲劳感就更不代表减脂效果了。

只要运动，就有助于减肥，哪怕运动时不觉得累。甚至 NEAT 减肥法，不运动，仅仅靠增加活动量也可以减肥。所以，运动疲劳程度不一定代表减肥效果的好坏，运动时不疲劳，不能说明运动就没有减肥。

5.6 减肥误区 TOP5：哪里不动，脂肪就堆积在哪里

脂肪的多少，我们很关注，但脂肪的分布同样也很重要。有些人说，我上身很瘦，但肚子大，不好看。还有人是下肢比较胖，想要瘦腿。那么脂肪的分布，为什么会呈现每个人不同的特点呢？

有些人说，脂肪容易往不活动的地方堆积。你看你屁股那么胖，因为你老坐着嘛，脂肪就堆积在屁股上。这种说法很可笑。虽然从经验上来说，有些女孩发现，我这段时间老坐着，屁股就大了，要是我不老坐着，经常站着，经常活动，屁股就小了。

之所以会出现这种情况，不是因为坐着脂肪就往屁股上堆积，而是因为久坐使人发胖，女性一胖了脂肪本身就容易堆积在臀部，所以屁股上肉就多了。改变久坐的习惯，多活动，屁股小了，是因为脂肪被消耗了，人瘦了而已。

人的脂肪往那儿长，是有自己的规律的。这个规律首先跟遗传有关系。这个观点，通过孪生子育肥实验和一些对健康普查的数据研究，基本上可以明确。这里说的孪生子育肥实验，就是找几对双胞胎，让他们使劲吃，给他们都养肥了，然后看一下，胖了以后他们的肥肉都长在哪儿了。发现

孪生兄弟姐妹之间胖的特点非常类似，要胖哪儿都胖哪儿。而一对孪生子和其他孪生子之间的对间变异性就要高得多，也就是这一对双胞胎跟那一对双胞胎相比，胖法就不一样了。后来的一些研究认为，脂肪的分布，遗传效应能占到25%~50%。所以，人体的脂肪分布特点跟遗传首先有不小的关系。

另外，人体的脂肪分布特点还受到种族、性别、年龄等因素的影响。首先，总的体脂率方面，相同的BMI，中国人和高加索人，也就是中国人和白人相比，体脂率一般比较高，也就是说我们的肥肉更多一些。

脂肪分布方面，BMI相同的中国人和白人相比，中国人躯干脂肪含量更高一些，也就是说，中国人有中心性肥胖的特点。其实亚洲人普遍都有这种体脂分布特点。

从性别上说，大家都知道，男性脂肪的分布特点是中心性肥胖，大肚子，内脏脂肪比较多。而且，颈背、上臂、三角肌、三头肌表面，也是男性脂肪分布较多的位置。女性则是下肢肥胖，脂肪更多堆积在臀部和股部，也就是屁股和大腿上。一般认为这跟激素有关系，因为女性在闭经后，雌性激素水平降低，雄性激素优势增强，就会逐渐呈现出一些男性的脂肪分布特点。

从年龄上来说，随着年龄的增大，不管男女，躯干部位脂肪的比例都有增加的趋势。

从健康的角度讲，女性这种脂肪分布特点要比男性健康。一般来说男性这种中心性肥胖或者叫躯干肥胖，跟各种慢性病的高发关系更大。下肢肥胖就好得多。而且还有一些研究认为，女性那种臀股部位的脂肪不但对健康相对无害，而且有益，甚至可以改善胰岛素抵抗、脂肪代谢障碍和缺血性心脏病等问题。所以很多女孩子苦恼于自己上身不胖就是下肢胖,其实换一种思路,至少这样可能对健康有好处。

顺便说一下不同身体部位脂肪的分解动员问题。为什么说躯干胖更不健康,不如下肢胖好呢?具体的机制现在还不能完全清楚,但一般认为跟躯干部位比较活跃的脂肪分解有关。因为脂肪被利用,首先要分解成脂肪酸。躯干部位的脂肪,尤其是内脏脂肪,对分解脂肪的激素更敏感,同时这些部位脂肪的分解也更不容易被胰岛素抑制。下肢的脂肪刚好相反。

所以我们说,脂肪的减少是全身的,要瘦全身一起瘦。但相对来说,一般规律是躯干部位的脂肪更容易瘦,瘦的比例更大,下肢脂肪就相对瘦得慢一点。尤其是女孩子,不但是臀股部位的脂肪比较多,而且往往比较顽固,不好减,就是这个原因。

当然,有人说,我也是女的,可我下肢就容易瘦,反而上身不好减。这可能是个体差异问题。我们讲规律,都是研究共性,特例总是有的。但是不管是哪里容易瘦,哪里不容易瘦,这种规律对于每个人来说,都是相对稳定的。你想减肥多瘦脸,少瘦胳膊,也许有些人就是这种基因特征,那么很容易做到。但如果不是的话,通过后天的努力也很难改变。所以有很多人身上很瘦了,脸就是瘦不下来,除了极特殊的情况之外,这也是基因决定的,没有特别好的办法。

人胖先胖哪儿,人瘦先瘦哪儿,都不是我们自己能决定的,更不用说哪儿不动,脂肪就往哪儿跑。

5.7 减肥误区TOP4：女性没有睾酮，所以女性做力量训练也不会长肌肉，对减肥没用

很多人都说，睾酮就是雄性激素，只有男性才有，女性没有雄性激素，所以怎么做力量训练都没用，是不会起到增长肌肉、帮助减肥的作用的。

实际上，睾酮是雄性激素的一种。雄性激素虽然叫雄性激素，但并不是只有男人体内才有。女性身体里也有雄性激素。反过来说，男性身体里同样也有雌性激素。

有人说，女性没有睾丸，女性的雄性激素哪里来的呢？其实雄性激素不是只有睾丸才能分泌的，就连男性体内的雄性激素也不都是睾丸分泌的。女性体内的雄性激素，其中一部分是卵巢分泌的，还有一部分靠肾上腺皮质分泌，剩余部分主要靠雌性激素在肝脏、脂肪等组织里转化而成。

所以，女性也有睾酮，只不过比男性少得多，大概只有男性的1/10。同样，女性也能增肌，只不过增肌效果不如男性而已。

另外，即便力量训练不能够增肌，也不见得对减肥一点用没有。任何运动都能消耗热量，都对减肥有好处。

5.8 减肥误区 TOP3：运动 30 分钟后才开始消耗脂肪

这个减肥误区"岁数"很大了，我小的时候就听说过。好多人都说，跑步必须跑 30 分钟以上，先把肌糖原消耗光了，才开始消耗脂肪，否则跑步就是白跑，只消耗了糖没消耗脂肪，不能减肥。还有的版本，时间不是 30 分钟，是 20 分钟，有的是 40 分钟，我甚至在网上还见过说 50 分钟的。

实际上我们前面也讲到了，就算躺着，我们也在消耗脂肪。运动时也一样，几乎不存在完全不消耗脂肪的运动。只不过，不同的运动强度和运动时间，消耗脂肪的比例不一样。

低强度运动时，人体主要提供能量的物质是脂肪，比如我们快步走、慢跑的时候，消耗脂肪的比例很大。运动强度提高，则增加了糖类的消耗比例，运动强度越高，糖类消耗的比例一般就越大。

运动时间方面，有氧运动时间越长，一般脂肪提供能量的比例就越大。但是说来说去，脂肪和糖在运动时或者在不运动时，都是同时在消耗的，只是比例上有差异而已，并不是说运动一开始就只消耗糖，人体更不是等糖消耗完了才消耗脂肪。

有些强度特别高的运动，比如短跑、举重，这类运动因为强度太高，所以运动时直接消耗的脂肪很有限。但这些运动在运动后，会出现一个运动后过量氧耗。这个过程会消耗大量脂肪。所以，从减肥的角度讲，根本不存在不消耗脂肪的运动。

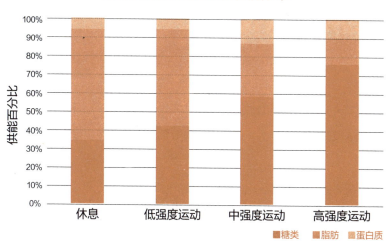

糖类、脂肪、蛋白质的供能分布

很多人听信了所谓"运动30分钟才开始消耗脂肪"的谣言，想减肥，也想运动，但是运动时发现自己运动能力不足，无法坚持30分钟，只能运动20分钟，想到这样也没办法减肥，所以干脆连20分钟也不运动了，完全放弃了运动减肥的机会。实际上，即便是运动10分钟，也是有利于减肥的。

只要是运动，就有利于减肥。所以，减肥期间，运动不需要掌握什么30分钟原则，利用碎片时间就可以运动一下，积少成多，对减肥很有好处。

5.9 减肥误区 TOP2：运动必须出汗才能减肥

好多人会觉得，运动减肥，出汗越多效果越好。不出汗，是不是就代表没燃烧脂肪呢？实际上，运动减脂的效果，跟出汗多少没有绝对必然的联系。

在某些特定的情况下，出汗越多，减肥效果可能越好。什么特定情况呢？同一个人，同样的环境、温度、湿度，穿同样的衣服，做同样的运动，这时，出汗越多，一般代表运动强度越大，减肥效果可能就越好。

但大多数情况下，出没出汗，出汗多少，并不能反映减肥的效果。因为人出汗，是为了散热，调节体温。运动会让我们身体温度升高，升高到一定程度，大脑的下丘脑就会产生一个信号，让汗腺开始排汗，来给身体降温。所以说，运动时出不出汗，出多少汗，主要看身体的温度。身体的温度，又跟环境温度、环境湿度和我们穿多少衣服有很大关系。

同一个速度跑步，都是跑 20 分钟，冬天跑跟夏天跑，出汗的量就不一样。穿 T 恤跑跟穿毛衣跑，出汗的量也不一样。但是运动还是那么多运动，消耗的还是那么多热量，该减多少肥还是减多少肥。

分泌汗液，虽然也能消耗一点热量，但是这种热量的消耗太少，可以忽略不计。另外，人出汗多少，还跟个体差异有很大关系。有些人特别爱出汗，稍微一活动就一身汗，有些人就不那么爱出汗。所以，大家运动时不要太在意出不出汗，或者出多少汗的问题，更没有必要给身上裹上保鲜膜，或者穿什么排汗服。

有些人说，我穿了排汗服，出汗多了，运动完一称体重，就明显轻了啊。这是因为，出汗等于排出了你身体里的水分，水分也有分量，体重当然会减轻。回头吃饭喝水之后，水分补回来了，体重也就回去了。

还有些人还说，出汗多，一照镜子，人看着真瘦了。这是因为出汗的时候排出了大量的钠，造成了细胞内液和细胞外液渗透压不平衡，我们皮下的水分就少了，看起来人瘦了。吃一顿饭，补充了钠，细胞外液浓度恢复了，水分就又回去了。这种暂时的水分减少，并不是减肥。

5.10 减肥误区 TOP1：锻炼哪儿就瘦哪儿

有非常多的人，减肥想瘦肚子，就使劲儿做仰卧起坐；想瘦腿，就使劲儿深蹲。我碰到过一个女孩，在健身房所有器械都练，这个练两下那个练两下，很卖力。我问她到底想练什么。她说，我想瘦全身。

实际上，除非做抽脂手术，否则，安全有效的局部减脂目前是做不到的。人体的脂肪包括内脏脂肪，都是统一调配使用的。也就是说，身体的脂肪，要消耗大家一起消耗，不存在"就近原则"。

其实我们想一下也能明白。比如你跑步，跑3个月瘦了，是光腿瘦了吗？实际上肚子也瘦了，可肚子也没跑步！就算跑步的时候，腹肌也在运动，但脸瘦了怎么解释呢？脸总没运动吧。

我们看两个实验，能最直接地说明问题。其中一个，研究人员对比了高水平网球运动员持拍手臂和非持拍手臂的脂肪厚度，发现经常挥拍的这个胳膊，它的脂肪厚度没比闲着的那一侧胳膊更薄。这就说明，不存在使用哪里的肌肉就燃烧哪里的脂肪的说法。

另外一个实验，研究人员安排实验对象做27天的仰卧起坐，数量逐渐增加，最后每天做336个。27天以后，通过检测，发现被试者腹部脂肪的变化，跟肩胛骨下方和臀部是一样的，并没有出现腹部脂肪减少更多这个现象。

为什么运动减脂没有就近原则呢？这跟脂肪的利用方法有关。运动时，需要先在脂肪组织里把储存的甘油三酯分解成脂肪酸，脂肪酸进入血液循环，然后再由血液把脂肪运输到需要消耗脂肪的运动的肌肉里面去。

脂肪的分解受到激素的调控，是全身同时分解的。分解后脂肪酸进入血液，统一调配，所以根本不存在哪里的脂肪只供应哪里运动使用的说法。

那么章首案例里面的女孩，为什么练腿，腿没有变细反而粗了呢？其实主要是深蹲这种力量训练导致腿部肌肉增加的缘故。深蹲也能减肥，但因为下肢脂肪动员相对上身来说比较慢，所以她腿部脂肪减少的没有腿部肌肉增加得多，这样腿部整体看起来就粗了。

而减肥时上身脂肪动员相对比较容易，所以练腿的时候，上身反而会瘦得比较快。同时因为她只练腿，没有做上身肌肉的力量训练，所以上身只减脂不增肌，就会瘦得更明显。我建议她安排上身力量训练，目的就是为了通过给上身肌肉增肌，平衡上身瘦、下肢胖的不协调感。

有氧运动的增肌效果非常有限，所以做有氧运动一般不会导致腿部明显增肌，后来她停止了腿部力量训练，安排了下肢有氧运动，腿部开始减脂，不增肌，腿也就慢慢细了。

[1] Morrison C. Interaction between exercise and leptin in the treatment of obesity. Diabetes, 2008, 57(3):534-535.

[2] Miyatake N, Takahashi K, Wada J,et al. Changes in serum leptin concentrations in overweight Japanese men after exercise. Diabetes Obes Metab. 2004, 6(5):332-337.

[3] Sari R,Balci MK,Balci N,et al. Acute effect of exercise on plasma leptin level and insulin resistance in obese women with stable caloric intake. Endocr Res. 2007, 32(1-2):9-17.

[4] Gollisch KS,Brandauer J,Jessen N,et al. Effects of exercise training on subcutaneous and visceral adipose tissue in normal- and high-fat diet-fed rats. Am J Physiol Endocrinol Metab. 2009, 297(2):E495-504.

6

减肥误区 TOP10
（饮食篇）

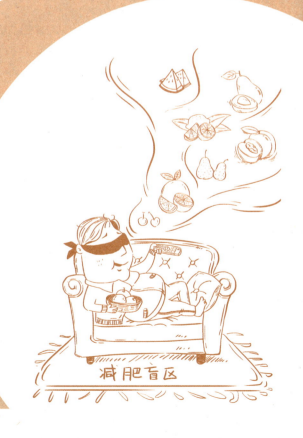

水果不是
减肥药

讲两个水果减肥的故事。一个是我听说的,一个是我周围朋友身上发生的。

有个胖女孩听说水果能减肥,就开始吃水果。3个月后不但没有瘦,腰围还增加了1厘米多一点。她跟我咨询减肥问题的时候就很疑惑,说自己明明在努力减肥,怎么却越来越胖呢?

我问她用什么方法减肥,她说她听说吃水果能减肥,就除了正常吃饭,每天下午都再吃2根香蕉和1个苹果,拿水果当减肥药这么吃。

水果不是减肥药,正常饮食基础上又多吃了好多水果,热量摄入增加,人当然会胖。这就是很多人对水果减肥法错误的理解,真的当水果是减肥药了。

另外一个故事的主角是我一个同学,结婚之后开始发福,体重长到85公斤,他下决心要减肥。

他的减肥方法也很简单,晚上不吃饭,只吃水果。他听说很多人都这么减肥,也打算试一试。

吃水果吃什么呢?他查了一下,西瓜热量很小,那就吃西瓜。他怎么也没想到,不吃晚饭,吃了1个月西瓜,人不但没瘦反而胖了3公斤。

我们看看他是怎么吃西瓜的。正赶上夏天,薄皮大西瓜一个

· 案 · 例 ·

20多斤,他每天晚上吃半个!

很多人也不理解,不吃晚饭,吃热量很低的西瓜,人怎么反而胖了呢?我跟他说,你知道这半个大西瓜相当于多少米饭吗?接近2斤!每天晚上吃这么多米饭,人能不胖吗?

这两个实例都是因对所谓"水果减肥法"的错误理解而造成的尴尬。水果减肥,并不是吃了水果就能减肥,只有了解了水果减肥的原理,才能知道怎么正确吃水果,进而把脂肪减下来。

关于饮食减肥,很多人都有着各种各样的误区,我们这一章就来盘点一下饮食减肥的常见十大误区,看看你"中招"了没有。

6.1 减肥误区TOP10：运动后吃东西马上变肥肉

有种说法是，运动后千万别吃饭。说运动后人吸收特别好，一吃饭，饭马上变成肥肉储存起来。这是一个版本。还有一个版本是说，运动后1小时内吃多少都行，超过1小时，吃什么都马上变脂肪。实际上这些说法都是非常滑稽的。

真实的情况是，我们运动时，身体要消耗一些能量物质来提供能量，并且造成一些肌肉组织的损伤。所以，运动后，人体会进入一个合成代谢比较旺盛的阶段。这个阶段，目的是快速补充这些被消耗了的物质，同时修复肌肉损伤，或者让肌肉增长，来应对下一次运动。于是，运动后，人体倒不一定是吸收特别好，而是运动后我们的身体急需营养，对营养物质的利用率特别高。

那么有人可能会想，身体对营养物质的利用率高，不就容易长胖吗？其实没那么简单。因为运动后，我们吃进去的食物里面的营养，会优先用来合成蛋白质和糖原，不是脂肪。

糖原，就是储存在我们身体里的糖，这些糖，主要储存在肝脏和肌肉里，是我们身体储存能量的一种重要方式。

有人说,脂肪不是我们储存能量的方式吗?的确是这样,但脂肪是一种不能快速提供能量的物质。所以,身体储存脂肪,主要的目的是用来"防饿",也就是在没有食物的时候提供能量,保证我们存活。但我们身体储存糖,除了防饿外,更主要的目的是在高强度运动的时候使用,比如快速奔跑、举重物等这种高强度运动,脂肪供应能量的速度来不及,必须大量依靠糖来提供。

所以,我们运动的时候,尤其是有高强度运动或长时间运动的时候,身体消耗了大量的储存在肌肉和肝脏里的糖原。运动后,身体就想要赶紧把这些消耗的糖原补充回去,来应付下一次运动。同时,运动后我们的肌肉会有一些损伤,需要修复。有时候肌肉的体积需要增加,这些都是身体急需要解决的问题。所以,运动后,身体急需要的是糖和蛋白质。我们运动后吃饭,食物里的绝大部分碳水化合物和蛋白质,都用来干这两件事用掉了,反而很不容易变成脂肪。

那有人可能会问,运动时我们也消耗了脂肪,身体运动后不会急需把脂肪补回来吗?不会。为什么?因为我们前面说了,身体脂肪储存的目的主要是应付食物短缺。当我们长时间节食之后,身体会知道,我们现在面临的首要问题是没吃的。所以节食一段时间后,恢复饮食,有可能脂肪储存的效率会比较高。很多人也有这样的经验,节食一段时间后,发现吃点东西就马上长胖。

但运动后,身体受到运动的刺激,身体会认为,现在最亟待解决的问题不是没吃的,而是要跑要跳要举重物。所以,必须马上补充糖原和修复或者增加肌肉。

另外一个原因是,我们身体的脂肪储存量非常大,普通人的脂肪总重量能达到十几公斤，里面储存了非常非常巨大的能量。一次运动消耗不了多少脂肪，剩下的脂肪也足够用。所以，身体没必要急于补充脂肪。但糖原，我们全身储存不了多少。正常人全身的糖原一般只有 500 克左右。有时候，一次长时间的高强度运动，就能把肌肉中所有糖原消耗殆尽。所以，运动后补充糖原的需求非常急迫。

总结一下：运动后吃东西，食物里的热量和营养会用来优先补充身体储存的糖原和合成身体蛋白质，一般剩不下多少，也就不容易让我们长胖。所以，运动后不但可以吃东西，还可以适当多吃一点。运动后是最不容易胖的时候。

但是需要强调，运动后可以吃，甚至可以多吃，但只限于蛋白质和碳水化合物。油脂类食物，还是不能多吃。因为油脂既不能用来补充糖原，也不能用来合成蛋白质，只能用来储存成脂肪和即时提供少量热量。所以即便是运动后，也不能吃太油的东西。

6.2 减肥误区TOP9:"过午不食"是减肥的好方法

"过午不食"这个"午",是指正午,大概是中午11点到下午1点这段时间,过了这段时间,就不能吃东西了。过午不食这种说法来自佛家戒律,其实跟我们普通人没关系。

近几年网上开始流传"过午不食"既减肥又能保健,好得不得了。实际上虽然过午不食能减肥,但是这种减肥方法并不健康。

网上有人讲,古代人就不吃晚饭,你看古人身体多好。实际上这是胡说。翻翻古书,很容易找到古代人一日三餐饮食习惯的证据。

比如《战国策·齐策四》有"士三食不得餍,而君鹅鹜有余食"的讲法。意思是读书人一天三顿都吃不饱,你这里鸭鹅吃不了。看起来那时老百姓已经流行一日三餐了。之后就更不用讲。

不管古代老百姓怎么吃,但据《周礼》讲,王肯定是一日三餐的,早上吃"朝食",之后吃"燕食",燕食就指午饭和晚饭。所以,古时候,特权阶级,无疑就是一天三顿。

古代特权阶层吃得好,不但有三餐,还有四餐制。比如汉朝帝王就是法定四餐制。班固《白虎通》还解释了原因,说,"王者之所以日四食何?

明有四方之物，食四时之功也。"这是把四餐跟四方、四时相对，其实就是给帝王多吃找借口。

学者估计，魏晋以后，一日三餐就比较普及了。到了隋唐，基本上甭管有钱没钱，大家至少都是一天三顿。那时候，也就有了"中餐""午餐"这类词汇，比如贾岛《送贞空二上人》云："林下中餐后，天涯欲去时"，就管午饭叫"中餐"；白居易《咏闲》云："朝眠因客起，午饭伴僧斋"，直接就叫午饭了。所以，古人并不是只吃两顿饭，况且古人的健康程度跟现代人也没法简单地比较。

从现代医学的角度讲，过午不食没好处。

首先，一餐混合膳食消化吸收的过程，大概是 4~6 小时，刚好适合一日三餐。而且，人体内消化酶的分泌，也有早、午、晚的节律性。

另外，中午之后就不吃东西了，从大概 12 点到第二天上午 8 点，整整 20 个小时不进食，两餐之间间隔时间太长，从保健的角度讲，对免疫功能，对大脑、心脏都有不利影响。

两餐之间间隔时间太长，不利于稳定血糖。低血糖会导致应激激素浓度升高，比如皮质醇，这种激素会增加机体蛋白质分解，造成肌肉丢失。皮质醇是强烈的免疫抑制剂，长期皮质醇水平过高，对维持正常免疫功能非常不利。

肾上腺素和去甲肾上腺素是一类升血糖的应激激素，这东西浓度长时间升高也不好，除了一些不适感之外，主要容易诱发心率不齐，还有可能增加人体氧化应激压力，简单说就是造成自由基增多。

中枢神经的食物主要是葡萄糖，低血糖还会造成大脑能量供应不足，降低脑力劳动者工作效率。长期低血糖，不让中枢神经细胞吃饱，可能会造成一定程度的中枢神经损伤，这类损伤多是不可逆的。

葡萄糖也是很多免疫细胞的能量来源，比如淋巴细胞、巨噬细胞。低血糖本身就有可能造成免疫细胞活性降低。葡萄糖还是心肌的重要能源，低血糖也会对心脏的正常功能产生影响。

所以，该吃不吃，绝对不好。长期过午不食不是养生，是毁身体。

当然，用这种方式减肥，确实有效果。但这种减肥法不是什么高科技。因为从中午以后就不吃东西了，人一天 24 小时，绝大多数时间都不允许进食，必然会造成人一天食物摄入量减少。所以，过午不食减肥，就是挨饿减肥，没有什么深奥的道理。

另外我看网上有所谓"营养学家"讲，晚上人体不消耗热量，干嘛吃东西。这种错误太低级了，晚上人体也要维持体温和正常生理功能。退一万步讲，晚上睡觉了，人难道可以不用心跳、不用喘气？

当然，从保健的角度讲。减少热量摄入，可能是有助于保持健康的。因为到目前为止，唯一确定能延长生物寿命的方法，就是在保证营养足量的前提下大幅度减少热量摄入。这类实验在 20 世纪 30 年代就有，在不会导致营养不良的情况下，把老鼠的食物热量降低到平时的 1/3，老鼠的寿命比正常寿命延长了 50%。最近在针对猴子的实验中也获得了类似的效果。

有些人也在践行这种方法，保证基本营养的情况下少吃东西。至于效果如何，目前还没有系统的研究结论。但即便这种方法有效，减少热量摄入不代表不吃晚饭。想靠少吃来保健，可以每餐都减少热量摄入，但一天三顿，该吃还是要吃的。

6.3 减肥误区 TOP8：只要吃水果就能减肥

市面上一直流传着一种"水果减肥法"，水果减肥，其实就是用水果替代一部分其他食物，进而起到减肥作用。因为水果的热量和脂肪含量一般都较低，所以用水果替代一部分日常饮食，等于减少了热量摄入，于是能有减肥效果。但水果本身，不具备任何减肥的功效。

但水果减肥在流传过程中，减肥原理越来越模糊，水果慢慢被认为是一种具有类似减肥药功能的东西了。于是很多人跟章首案例里描述的一样，认为只要吃水果，就有减肥作用，把水果当减肥药，实际上当然不是这样。

水果不是减肥药，就是平均热量比较低而已。水果热量低，是因为大多数水果含水率都较高，水是没有热量的，却占有大量体积，所以水果的热量也就比较小了。但是，在这个问题上，我们要注意两点。

第一，并不是所有水果热量都小，有一些水果热量很大，吃这些水果就要格外小心。比如牛油果，热量是每百克 161 千卡，有些品种的牛油果热量甚至更高；还有椰子肉，热量是每百克 241 千卡；另外，枣、山楂、榴莲等水果热量都很高。所以大家吃水果时，要格外警惕高热量水果，否则一不小心容易热量摄入超标。

常见高热量水果的热量（千卡/百克可食部分）

水果	热量	水果	热量	水果	热量
牛油果	161	冬枣	105	香蕉	93
山楂	102	沙棘	120	椰子肉	241
鲜枣	125	芭蕉	115	榴莲	147
酒枣	148	菠萝蜜	105	人参果	87

第二，普通水果也要适量吃。就算热量不高的水果，也不能吃太多。比如苹果，每百克约 54 千卡热量，相当于米饭的一半左右。我们吃米饭，一碗大概 100~150 克；吃苹果，一个稍大的苹果，可能就有 200~300 克。这么算，还真是一个苹果等于一碗米饭。所以，即便热量不是很高的水果，也不能吃太多。

低热量水果可以适当多吃一点。一般来说，含水越大的水果，热量越低。比如西瓜就是典型的低热量水果，每百克只有 26 千卡左右的热量，比茼蒿、菠菜、西蓝花这些蔬菜热量还低。但是这种低热量水果，可以适当多吃，绝对不能想吃多少就吃多少。

比如西瓜就很容易吃多，在夏天，很多饭量不大的女孩子，也很容易一次吃掉半个中等大小的西瓜（约 2 千克左右西瓜肉）。

这样半个中等大小的西瓜热量是多少呢？一算就知道，约 520 千卡，大致相当于 1 斤米饭！所以，天热的时候抱着西瓜吃，一不小心可能就轻易吃掉了 1 斤米饭，但有些人还觉的这就是水果嘛，怎么吃都不会胖。

所以，低热量水果也不能使劲吃，还是要注意适量。

最后，使用水果减肥，要么是用大量水果短期替代正常饮食，这属于比较快速的，是只能短期使用的临时减肥法；要么是在均衡足量的饮食基础上，适当提高低热量水果的摄入量，这样制造一种热量更低的饮食结构。

最不合理的水果减肥法,就是长期用大量水果替代正常饮食。这样的饮食结构,非常容易造成蛋白质营养不良。

绝大多数水果,蛋白质含量都非常低。如果一日三餐都以水果为食,长期如此,就容易出现蛋白质营养不良。蛋白质是维持人正常生理活动非常重要的营养物质,严重的蛋白质营养不良甚至会危及生命。

即便不出现严重的问题,长期蛋白质摄入不足,也会出现免疫力降低、肌肉组织丢失、皮肤头发变差等问题。因为血液中的蛋白质对调节体液渗透压有很关键的作用,所以蛋白质营养不良,很容易出现水肿,这是典型的低蛋白质血症的症状。

身体干瘪、皮肤变差、头发干枯毛躁,甚至还可能全身肿肿的,水果减肥法使用过度,跟毁容差不多了。而且,长期水果减肥后,一旦恢复正常饮食,体重也会很容易反弹,这也不符合持续减肥的原则。

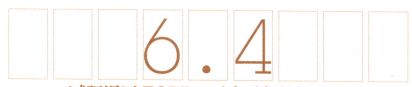

减肥误区 TOP7：不吃早餐就能减肥

不吃早餐能不能减肥？不好说，反倒是有很多研究认为不吃早餐不但不能减肥，还容易引起肥胖。但关于这个问题的研究很多，必须综合分析。

但总的来说，大多数研究仍然认为不吃早餐容易使人发胖。比如有一项研究系统评价了 58 项研究，认为跟规律吃早餐的人相比，不吃早餐容易导致肥胖 [1]。还有一项荟萃分析，涵盖了 93108 人，其中超重和肥胖人数为 19270 人，分析结果显示，不吃早餐可能导致体重增加 [2]。

不吃早餐容易胖，一般认为可能是早餐让我们的身体在一天之中较早地得到了饱腹感，这样有利于对之后两餐的食欲控制。如果不吃早餐，跟食欲相关的激素会产生变化，导致之后两餐中补偿性进食，可能让人吃得更多，或选择热量密度更高的食物。

所以，我个人建议，减肥的话还是应该一日三餐，甚至一日五餐。老老实实吃早餐，并且吃健康的、适量的早餐，同时控制好一日的热量总摄入就可以了。想要减肥的人，尽量不要选择不吃早餐的方式，可能不利于减肥，对身体也可能有不利影响。

我们顺便说一下不吃早餐有哪些对健康的不利影响。

传统认为不吃早餐对健康不利,但是仍然缺乏明确的依据。这方面的实验研究也不多,有些东西很难说得清。从流行病学研究的结论来看,不吃早餐似乎是不利的。比如美国医务工作者健康追踪调查从1996年开始,对29206名非糖尿病男性进行了16年的随访研究,结果提示,不吃早餐可使男性2型糖尿病风险增加21%[3]。注意这是在调整了体重和其他糖尿病风险之后的结论。

美国护士健康研究也发现,调整了其他发病风险之后,相比于规律吃早餐的女性,不吃早餐的女性2型糖尿病发病风险也是更高。

另外,有一项实验研究,被试者隔一天吃一次早餐,发现在不吃早餐的日子里,被试者胰岛素水平上升了28%,血糖水平提高了12%。

心血管健康方面,澳大利亚CDAH研究从1985年开始,调查2184名澳大利亚儿童,随访至2004—2006年。在调整了性别、年龄、社会人口及生活方式因素之后,发现在儿童期和成人期都不吃早餐的人,腰围更粗,总胆固醇及低密度脂蛋白胆固醇水平更高,空腹胰岛素水平更高。提示不吃早餐不利于心血管健康[4]。还有一些针对在校学生的研究,也发现不吃早餐会增加心血管疾病发病风险。

血糖是大脑的能量来源,不吃早餐,上午血糖水平可能持续较低,这对记忆力、注意力、情绪、思维能力都会有不利影响。有一些观察性研究也证实了这种观点。当然,在这个问题上仍然有一些争议。甚至有些研究认为隔天吃早餐具有神经保护作用,有利于提高认知能力。

其实,因为早餐的组成很复杂,高糖早餐和高脂肪早餐对认知能力的影响可能就完全不同。另外,不吃早餐,跟吃一顿很不健康的垃圾食品早餐相比,哪个更有害健康,也不好轻易下结论。所以这些问题,可能都要具体分析。

哪些人可以考虑不吃早餐呢？

有些特殊的人群或者在某些特殊情况下，可以考虑不吃早餐。比如晚上吃很多宵夜的人、实在无法保证早餐健康饮食的人（比如工作原因特别忙，早餐只能吃一些非常不健康的快餐，那可能还不如不吃早餐）、头天晚上吃得过多、早餐无法满足基本卫生标准的时候。

还是那句话，早餐的问题太复杂，不是简单的"吃或不吃"就能分得出对错的。所以，总的来说早餐该吃，但也要关注怎么吃、吃什么，以及跟一天中其他几餐的配合情况。

6.5 减肥误区 TOP6：减肥不能吃肉

减肥不能吃肉这种说法，在相当多人的认识中可以说是根深蒂固的。很多人都说，减肥绝对不能吃肉，吃肉还想减肥吗？

实际上，减肥能不能成功，跟吃不吃肉没有必然的联系。吃肉不吃肉，根本不能决定减肥的成败。

从热量上来看，肉类的热量并不算高。根据《中国食物成分表2004》的数据，常见的禽畜肉类平均热量只有206千卡/百克，而常见的谷薯杂豆类食品平均热量是313千卡/百克。禽畜肉类的热量比粮谷物低得多。再看鱼虾类肉，平均热量只有121千卡/百克，热量更低。所以，肉类的热量并不算高，比很多常见食物的热量都低。

当然，这也看什么肉，纯瘦肉和肥肉热量相差能达到七八倍之多。因为纯瘦肉，就是我们说的肌肉。肌肉的成分主要是蛋白质和水，而且含水率非常高，常常能达到70%以上，所以热量其实很低。

但肥肉主要成分是脂肪，脂肪的热量本身就是蛋白质的2倍多。而且脂肪的含水率还很低，一般只有10%左右，所以肥肉的热量是瘦肉的好几倍。

这就是说，我们在减肥期间，完全可以吃肉，也应该吃肉，只要吃低脂肪的肉类就可以了。比如纯瘦牛肉、鸡胸肉、兔肉、羊里脊肉和大多数鱼虾蟹贝类肉,其实脂肪含量都很低。减肥的时候,吃肉应该选择这类肉来吃。

减肥吃肉,好处是可以获得优质的蛋白质,蛋白质对减肥来说好处很多,我们在之前的章节里面讲过。

常见低脂肪肉类的脂肪含量(克/百克)

肉类	脂肪含量	肉类	脂肪含量	肉类	脂肪含量
牛肚	1.6	羊里脊	1.6	火鸡胸脯肉	0.2
兔肉	2.2	罗非鱼	1.0	中国对虾	0.5
乌鸡	2.3	老板鱼	0.5	龙虾	1.1
鸭胗	1.3	沙丁鱼	1.1	蟹肉	1.2
黄鳝	1.4	比目鱼	2.3	扇贝	0.6
泥鳅	2.0	麦穗鱼	0.6	蛤蜊(均)	1.1
鳕鱼	0.5	瘦牛肉	2.6	鸡胸肉	1.9

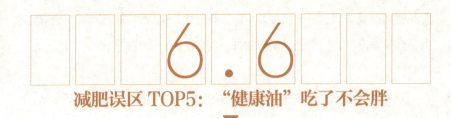

6.6 减肥误区 TOP5："健康油"吃了不会胖

饱和脂肪、反式脂肪一般来说都算"坏脂肪"。不饱和脂肪，往往被叫做"好脂肪"。有人认为，既然是"好脂肪"，那就从头到脚统统好，没有坏的地方，也不会让人发胖。

这是不对的。就热量而言，好脂肪、坏脂肪都一样。再好的脂肪，也是脂肪，照样容易使人发胖。所以大家千万不要以为亚麻籽油、橄榄油就可以随便"喝"，海洋鱼类可以随便吃，实际上远不是那么回事。

还比如牛油果，很多人觉得牛油果健康，里面的脂肪也是健康脂肪，可以随便吃。实际上牛油果热量很高，脂肪含量最少的牛油果，热量也是苹果的 3 倍以上，这东西吃多了，很容易让人发胖。所以，牛油果再好，也要适量。不能因为这东西好像很健康，就可以无节制地吃。

顺便说一下橄榄油该怎么吃。很多人说橄榄油不能炒菜，只能生吃，这不对。

我们平时炒菜，喜欢用植物油、豆油、花生油之类。橄榄油跟这些油相比，更适合炒菜和油炸。植物油为什么怕加热？主要是因为大多数常用植物油里面，多不饱和脂肪酸的比例都很大。多不饱和脂肪酸加热更容易氧化，所以适合冷吃。橄榄油以单不饱和脂肪酸和少量饱和脂肪酸为主，相对来说更稳定，更适合加热。

有人说橄榄油用来加热会破坏里面的维生素E。实际上，橄榄油里面维生素E含量并不高，在植物油里面算比较低的。所以，这自然不能成为橄榄油不能加热的理由。如果考虑维生素E的有效补充，最好的植物油是葵花籽油、麦胚油、红花油等。

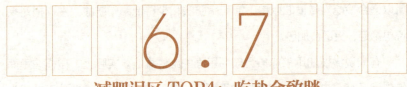

6.7 减肥误区TOP4：吃盐会致胖

很多人说减肥就要低油低盐，低油是对的，但低盐有没有必要还不好说。

虽然少放盐可以让食物的口味变得更清淡，有利于少吃一些食物。但是这对于肥胖有没有改善作用目前还不好说。不管怎么样，也绝不是说少吃盐人就一定会瘦，多吃盐人就一定会胖。

少吃盐减肥，可能是从健美运动员备赛饮食中流传出来的。健美运动员赛前要减脂，一般要有一个少盐甚至不吃盐的阶段。但健美运动员这么做，主要是通过节盐来限制钠的摄入量，进而减少皮下水分，让肌肉线条更漂亮，并不是用节盐来减少肥肉的。

另外，盐摄入很少，身体水分潴留会减少，人失去一部分水分体重肯定会降低。但这是体重降低，而不是减肥。另外，我们不可能永远吃很少的盐或者不吃盐，正常吃盐之后，体重又会反弹回来。

说到吃盐，顺便说一下该不该吃碘盐的问题。

过去世界卫生组织在《关于碘盐、碘油安全性的声明》里说，在高碘环境中正常人不发生高碘甲肿，只有一些过敏个体才可能发生高碘甲肿。这好像是说碘盐基本安全，但就我国的数据来看，高碘地区甲状腺肿大率确实不低,所以很多学者认为吃不吃碘盐,确实也应该区别对待。

碘这东西很麻烦,需要量和最高可耐受量之间的区间不是很大。用我国成年人的数据来说,推荐摄入量是 120 微克/天,最高可耐受量只有 600 微克/天(这个数据比较谨慎)。所以这东西稍不注意就容易过量。

但也不能说长期食用碘盐就一定会造成碘过量的问题,这主要跟地域和饮食习惯有关。土壤、水源中的碘含量往往不均匀,靠海的地方和内陆地区,基础膳食碘摄入量差别很大。有数据说,我国受碘缺乏威胁的地区人口就有 3.7 亿人。在这些地区,仅仅靠长期食用加碘盐想要达到碘过量,基本是不可能的。

人对盐的摄入量相对稳定,不太可能极大量摄入。而且,人体对碘的吸收和代谢有很好的调节机制,吸收多排泄也多。所以一般来说碘盐是比较安全的。

但是,我国高膳食碘摄入量的地区,比如海岛地区,会不会因为食用碘盐造成碘过量呢?

2014 年《营养学报》有一篇研究[5],对比了我国浙江海岛地区吃碘盐的居民和不吃碘盐的居民的甲状腺形态和功能。结果发现,食碘盐者和食非碘盐者比较,甲状腺肿大情况没有显著差别,但甲状腺结节患病率(31.97%)明显高于食非碘盐人群(23.64%);食碘盐者,甲状腺功能异常率为 27.21%,也明显高于食非碘盐人群(18.37%)。但这种差异是不是因为碘过量造成的还不好下结论。但研究也提示,海岛地区居民应该注意补碘过程中可能造成的碘过量问题。

另外,除了住在海边的人外,我国有些地区水碘也比较高(我国高水碘地区一般在平原或低洼地带,可能的原因是冰川和降水把陆地上的可溶碘汇集到这些地方，没有流入大海），生活在这些地区的人，应该考虑改吃非碘盐。

还有一些极特殊的情况，比如过去有些地方用碘剂来消毒奶牛乳头，造成牛奶中碘含量超标，人喝这种牛奶也可能造成碘摄入过量。不知道现在还有没有这种情况。总之，可能造成碘过量问题的人群确实应该考虑停用碘盐。

海带、紫菜、海鱼、海贝、虾皮碘含量都很高。这些东西应该吃，但要注意量，不要吃过多。拿鲜海带来说，每天100克足够了。有些海鱼每天吃300克左右，碘就过量了，所以这些食物原则上都要适当限制摄入量。

还有一种说法是低钠盐不能吃，说吃低钠盐会得高血钾症，是"送命盐"。这种说法也太绝对。低钠盐肯定不能跟"送命盐"画等号。但低钠盐确实不是什么人都能吃的。应该说，不正确地食用低钠盐，有造成高血钾症的可能。

低钠盐确实就是高钾盐。低钠盐添加了氯化钾（氯化钾也有咸味）。用氯化钾代替一部分氯化钠，使得低钠盐是一种低钠高钾食品。

低钠高钾饮食，对高血压病人是有益的。因为一般认为，低钾高钠会诱发高血压，补充钾，对降血压很有好处，尤其对于盐敏感个体来说。

中国人的饮食往往是高钠低钾，所以一定程度上倡导吃低钠盐也是对的。但必须区分情况。健康人吃低钠盐一般没有什么影响。高血压病人食用低钠盐一般也有好处，但是服用普利类（比如贝那普利）、沙坦类（比如氯沙坦）或螺内酯这些降压药的人，不宜吃低钠盐，有引发高血钾症的危险。另外，肾功能有基础问题的人，尤其是排尿功能障碍的肾脏病患者，可以低钠饮食，但不要吃低钠盐，有引发高血钾症的危险。

6.8 减肥误区 TOP3：阿斯巴甜（零度可乐）更会让人变胖

零度可乐是"零热量"，从饮食热量的角度说不会致胖。零度可乐之所以没有热量，是因为里面的甜味来自于一种甜味剂，叫阿斯巴甜。

阿斯巴甜也有热量，每克17千焦（注意是千焦），其实跟蛋白质和糖类是一样的。但阿斯巴甜的相对热量非常非常低，因为阿斯巴甜甜度很高，是蔗糖的200倍，所以想要达到蔗糖的甜度，只需使用蔗糖1/200的量。这样，相对热量就可以忽略不计了。零度可乐可以近似地认为确实是没热量的。

但网上说阿斯巴甜会导致胰岛素水平显著升高，虽然没热量，但也会让人发胖，而且对健康是百害无一利的。阿斯巴甜会导致胰岛素升高吗？当然不会。胰岛素主要受到血糖水平的调控，并不是受味觉的调控。我们觉得甜，但对胰岛素分泌并没有刺激作用。比如果糖甜度很高，高于葡萄糖，但对胰岛素水平的影响比葡萄糖小得多。

那阿斯巴甜对健康有没有害处呢？关于阿斯巴甜的副作用方面，主要是从这么几个方面来考虑的：急性毒性、遗传毒性、生殖发育毒性、神经毒性、致癌性。其中神经毒性和致癌性是关注热点。

因为阿斯巴甜主要是由天门冬氨酸和苯丙氨酸合成的，而苯丙氨酸浓度过高，对大脑是有一定负面影响的，天门冬氨酸也会进一步对大脑产生刺激。另外阿斯巴甜在小肠内分解，会产生微量的甲醇，这东西大家都知道是有毒的。

阿斯巴甜从 20 世纪 80 年代开始使用，已经有 100 多个国家批准。那时候就其安全性还有过一阵子争议，美国和加拿大对阿斯巴甜的摄入量也还是有限制的，1981 年美国的限制摄入量是每公斤体重 50 毫克，同年加拿大是每公斤体重 40 毫克。

阿斯巴甜饮料里含有多少阿斯巴甜，如果有标注大家可以算一下。但一般来说，因为阿斯巴甜甜度极高，所以添加量很小。比如按通常剂量来看，成年人喝 10 罐阿斯巴甜饮料一般也不会导致阿斯巴甜超量。

近几年也有动物实验和流行病学研究认为大剂量摄入阿斯巴甜可能会诱发神经中毒症状和脑瘤，但实验使用的剂量非常非常大，平时我们根本不可能接触这么大剂量的阿斯巴甜。

比如 2006 年有一项动物研究，给大鼠 100 毫克/公斤的阿斯巴甜，发现有可能导致多器官肿瘤。后来欧洲食品安全局对阿斯巴甜的致癌性进行了评估，认为该研究的实验设计和结论评估有漏洞。2007 年 FDA 也发表声明，认为该实验研究存在漏洞，阿斯巴甜的致癌性不具备说服力。

我国 1985 年批准阿斯巴甜作为食品添加剂使用。1995 年又对阿斯巴甜的安全性进行了评估，也肯定了其安全性。

从目前的研究来看，没有什么明确的证据证明适宜剂量的阿斯巴甜有明显的毒副作用。但我们注意到，含阿斯巴甜食品的标签上一般都标有"阿斯巴甜（含苯丙氨酸）"，这主要是提示，患有苯丙氨酸酮症（无法代谢苯丙氨酸）的人不能食用。

有些人喝了阿斯巴甜饮料不舒服，出现比如头疼、恶心、情绪波动、失眠等症状，这可能是苯丙氨酸产生的神经性影响，所以如果出现这种反应，就不建议喝含阿斯巴甜的饮料了。

6.9 减肥误区 TOP2：喝啤酒会致胖，喝白酒不会

一直有种说法，说喝啤酒会发胖，啤酒是"液体面包"嘛，但喝白酒不会。实际上，喝什么酒都有可能会胖。

酒精本身是有热量的，约 7 千卡/克。这个热量能被我们人体利用，所以我们喝酒，跟吃东西是一样的，都摄入了热量。

只不过酒精里的热量不能直接转化为脂肪，但是因为酒精毕竟提供了额外的热量，所以通过酒精摄入的热量也应该算进每日的总热量摄入中。热量摄入超标的话，人同样是会胖的。

有些研究认为酒精能促进食欲，这样的话有可能让人吃得更多，造成脂肪的增加。但酒精和食欲的关系目前还没有一致的研究结论。

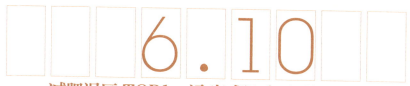

减肥误区TOP1：运动减肥千万不能喝水

有一种说法说运动时千万不能喝水，喝水的话运动就"燃烧水"而不燃烧脂肪了。这种说法实在是荒唐。

首先，水当然是不能作为燃料为我们提供能量的，否则我们不用吃饭，喝水就不会饿死了。我们不管是运动还是不运动，能利用的能量物质，有糖类、脂肪、蛋白质、酒精、乳酸、酮体等，但是水完全不能为我们提供能量。

我们说运动减肥，其实就是运动时分解氧化我们身上的脂肪（当然有的运动是运动后氧化脂肪）。我们身体里储存的脂肪，如果用显微镜看的话，其实是一种叫"甘油三酯"的东西，这种东西储存在脂肪细胞里，储存越多，脂肪细胞就越大，人也就越胖。

身体在运动时要燃烧脂肪，也就是燃烧甘油三酯。但我们的身体不能直接利用甘油三酯，而是要把甘油三酯先分解，分解成甘油和脂肪酸，再被我们身体利用。这是我们肥肉燃烧的第一步——脂肪水解，或者叫脂肪分解。

简单理解的话，水解就是某些东西和水反应，变成另外一些东西。甘油三酯水解也需要水,这种反应是 1 个甘油三酯加上 3 个水,变成 1 个甘油和 3 个脂肪酸。

肥肉的燃烧第一步就是水解,先变成甘油和脂肪酸才能被身体利用。水解,当然需要水。所以说运动减肥千万不能喝水,完全是胡说。虽然说一般我们体内的水还不至于不够脂肪水解使用,但是至少,运动时可以喝水,也应该喝水,对燃烧脂肪没有任何坏处,只有好处。

我们下面说说运动时喝水对减脂的好处。

脂肪分解变成甘油和脂肪酸后,第二步,就是输送到肌肉里面去给肌肉运动提供燃料。脂肪分解是在脂肪组织,也就是在我们的肥肉里进行。肥肉跟肌肉之间传递脂肪酸,就要靠血液循环。

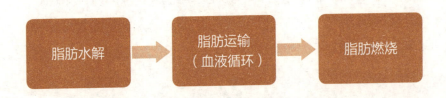

脂肪酸只有被血液循环运输到肌肉里面,才有可能燃烧掉。运不走的话,分解了也不会燃烧。有人会问,不燃烧的话这些东西哪儿去了呢?脂肪分解成甘油和脂肪酸之后,如果不燃烧,那么还会变回甘油三酯,这个过程叫脂肪酸的酯化。我们的脂肪组织里,甘油三酯无时无刻不在分解,又无时无刻不在重新酯化。这叫甘油三酯—脂肪酸的循环。

也就是说,人的脂肪分解能力很强,但往往是分解出来了,身体用不了那么多,最后还有一部分又重新变回了脂肪。一般来说,安静状态时,脂肪分解出来的脂肪酸,只有 30% 被利用燃烧,70% 都重新酯化成了脂肪。

运动的时候，脂肪需要的比较多，那么脂肪分解后，多数脂肪酸拿来燃烧，但也有少数会重新酯化成脂肪。

从减肥的角度讲，我们肯定希望脂肪分解后，能多拿去燃烧，尽量少再酯化成脂肪，那么什么因素会影响脂肪的再酯化呢？运动时脂肪组织的供血量多少，就是一个重要的因素。

运动时脂肪组织供血量少，或者血浆里面脂肪酸浓度太大时，都会限制脂肪的利用，促进脂肪的再酯化。因为脂肪分解成脂肪酸，要通过血液循环送到肌肉组织里才能燃烧，所以通俗地说，脂肪组织里血液少，或者血液里脂肪酸浓度太高，那带走的脂肪酸也少，这样剩下的就只能重新酯化。因此运动时我们要喝够水，喝够水有增加血量、稀释血液的作用，这对减肥是有好处的。

另外，运动减肥时不喝水，在天热人大量出汗的时候是非常危险的。脱水会带来运动能力下降，甚至出现热病，造成严重的后果。

[1] Casazza K, Brown A, Astrup A, et al. Weighing the evidence of common beliefs in obesity research. Crit Rev Food SciNutr. 2014.

[2] Horikawa C, Kodama S, Yachi Y, et al. Skipping breakfast and prevalence of overweight and obesity in Asian and Paci c regions: A meta-analysis. Prev Med. 2011, 53(4-5):260-267.

[3] Mekary RA, Giovannucci E, Willett WC, et al. Eating patterns and type 2 diabetes risk in men:breakfast omission, eating frequency, and snacking. Am J ClinNutr. 2012, 95(5):1182-1189.

[4] Smith KJ, Gall SL, McNaughton SA, et al. Skipping breakfast: longitudinal associations with cardiometabolic risk factors in the Childhood Determinants of Adult Health Study. Am J ClinNutr. 2010, 92(6):1316-1325.

[5] 丁刚强等. 海岛地区碘盐食用状况与居民甲状腺相关疾病对比研究. 营养学报. 2014, 36(1):58-62.

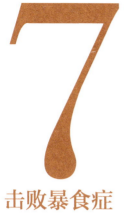

7
击败暴食症

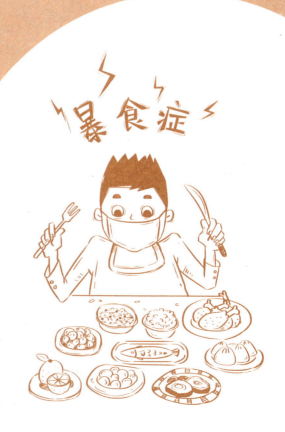

一篇 暴食者的日记

· 案·例·

这是一个典型的暴食症者的一天。

·早上7:30。吃了一个小面包、一杯牛奶和一个苹果。感觉很放松。

·上午10:00。觉得饿了,在公司吃了两片面包,喝了一杯苹果汁。吃完之后觉得很开心。

·上午10:30。买了一点香肠打算晚上吃,在路上吃了一半。觉得自己有点吃多了。

·中午12:00。告诉自己不要吃太多,吃了一份猪排饭,不知不觉又吃了一包饼干。

·下午2:00。在商场逛街,但老想吃东西。买了3份汉堡、一大盒肉松饼和一些巧克力带走,在车里把汉堡和巧克力都吃掉了。感觉自己在和暴食作斗争,但完全失控了。

·下午3:00。又很快吃完了一盒巧克力和所有肉松饼,不管热量了,有什么东西都想吃进去,感觉自己已经完全失控,要不是因为撑得难受还可以继续吃。吃完这些东西后感到很后悔,觉得自己很颓废很焦虑。

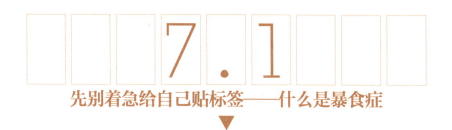

7.1 先别着急给自己贴标签——什么是暴食症

很多人都会觉得自己有所谓的暴食症,尤其是胖人。实际上,多数人偶尔都会有暴食行为。有暴食行为,不代表自己就是暴食症者。所以,首先我不建议给自己贴标签,尤其是稍微有一些胖的人,不要轻易就说自己是暴食症,给自己凭空制造这种压力。

实际上暴食症的发病率,在所有人群中并不算太高。世界卫生组织对14个国家的调查发现,暴食症在全球的发病率大约为1.4%,并不算高。我国的研究者曾以2103名青少年作为样本进行调查研究,发现有0.7%的青少年符合暴食症的诊断标准[1]。虽然说青少年不是暴食症的高发人群,但这个数据也能说明一些问题。

肥胖人群中,暴食症的比例会高一些。但自我评估和使用客观的诊断标准来对比,仍然存在自我评估比例过高的情况。也就是说,很多肥胖者认为自己是暴食症,实际上并不符合暴食症的诊断标准,只能算是有暴食行为而已。

比如有一份数据说,接受治疗的肥胖者中,有20%~50%的人,自我报告有不同程度的暴食行为,但实际上符合暴食症诊断标准的大概只有

5%~9%。当然，不同的研究报告中比例也都不一样，但即便是在肥胖人群中，暴食症的比例一般也不超过 20%。

暴食症的高发人群，一般来说是年轻的成年人、女性、大学生群体和受过高等教育的人群。主流观点认为，暴食症，女性的比例会相对大一些。但是也有一些观点认为暴食症多发于中年男性。因为女性的性格特点，出现暴食症之后女性更容易产生焦虑、沮丧、抑郁等不良的情绪，男性在这方面就好一些。

暴食症到底什么样？是不是吃得多就是暴食症？肯定没这么简单。暴食症最典型的症状，咱们通俗说就是难以控制地多吃，不分时间、地点，不分食物，以进食为目的，不饿但是也会大量进食，一直吃到觉得不舒服才停止。

其中一个主要特征就是进食的欲望难以控制。据有的暴食症者形容，发作的时候，进食的欲望好像毒瘾上来一样控制不住。暴食症另外一个主要特征就是吃的量很多，一般会在短时间内吃掉特别大量的食物，比如有暴食症者会在一个小时内吃下全天总热量的一半甚至更多。

暴食症还有一些其他的特点，比如发作时，进食速度会比平时快；因为吃得多，暴食症者觉得难堪而选择单独进食；暴食之后，可能会出现抑郁或内疚的悲痛感等。

如果符合暴食症的两个主要特征，也符合以上的大部分其他症状，那么可以认为有暴食行为。但这种暴食行为也要持续一段时间，发作达到一定频率，才能被诊断为暴食症。按照《精神障碍诊断与统计手册》第 5 版（DSM-5）的标准，符合暴食症标准的暴食发作频率至少每周 1 次，而且持续 3 个月，才能被诊断为暴食症。

没有达到这个频率或者持续时间,但符合上面所说暴食症标准的,只能归为暴食行为,或者其他进食障碍。

总结一下,暴食症的常见症状:发作时不饿也会大量进食;发作时进食很快;发作时进食行为不可抗拒,吃到撑得难受才停止;发作时喜欢躲起来吃东西;暴食后感觉内疚、抑郁。至少符合以上症状中的三项,并且,暴食发作每周至少1次,持续至少3个月,那么才可以基本认为是暴食症。

另外,跟暴食症比较类似的另一种进食障碍叫"神经性贪食症"。区别暴食症跟神经性贪食症也很重要,因为神经性贪食症,一般认为比暴食症严重,暴食症进一步发展,可能会发展为神经性贪食症。

这两者之间一个最主要的区别是,暴食症患者在暴食后,一般不会采取不恰当的补偿措施,比如催吐、过度运动、滥用泻药等;但神经性贪食症者在暴食之后,会采取这类极端的补救措施。

类似的,还有一种进食障碍叫"夜食症"。很多人说,我是夜食症患者,一到晚上就想吃东西。其实夜食症也有复杂的诊断标准。

夜食症的主要特点有两个,一个是夜间过度进食,再一个是夜行性进食。夜间过度进食一般指晚饭后又大量进食,这个"大量",一般要求晚饭后进食的热量占全天总热量的25%以上。

夜行性进食指晚上睡觉以后,中途醒来大量进食,比如半夜起床吃东西。另外,夜行性进食必须是有意识的,进食者第二天能记得起来。

夜食症者一般还有一些其他症状,比如早晨缺乏食欲或者每周有4天或以上不吃早餐;晚餐与入睡之前有强烈的进食欲望;每周有4天或更多天晚上失眠;主观认为为了能睡得好必须进食;夜间心情差或出现抑郁。这些症状的发作也要达到一定的频率,并且持续至少3个月以上,才可能算夜食症。所以，如果仅仅是晚上食欲好，爱饿爱吃东西，不一定就是夜食症。

我们上面说了，暴食症的诊断标准，在全球范围内比较权威的是美国精神学会的《精神障碍诊断与统计手册》。暴食症按照 DSM 标准属于精神障碍，但我们千万不要觉得得了暴食症就是得了所谓的"精神病"。实际上按照 DSM 的套路，酒精成瘾、毒品成瘾、睡眠障碍、网瘾等都属于精神障碍。

进了 DSM 的病，跟我们老百姓说的精神病，毕竟还不都是一回事，我们没必要给自己增加这种心理负担。

DSM 是美国人搞出来的东西。1952 年出版了第 1 版。到 2013 年的时候是已经是第 5 版了。因为在国际上 DSM 一直有极高的权威性，所以这东西不光美国人在用，全世界很多其他国家的专业人士也在使用。

美国人的想法一般是，我的东西放到全世界都是普遍适用的。比如我给感冒定个诊断标准，那全世界的人不管你什么种族什么文化，符合这个标准的都叫感冒，这好像说得通。但是精神障碍跟身体上的疾病，始终还是有区别的。

身体疾病表现的症状可能跟社会和文化关系不大，但是精神疾病不一样，文化、价值观、信仰等，对精神障碍的症状是有很大的影响的。比如面对压力的时候，在有些文化中，直接地、公开地表达出来是被鼓励的，但是在有些文化中，这种表达可能会受到抑制。

所以，精神障碍的诊断，其实不应该脱离文化去谈症状，就比如暴食症，跟现代文明推崇以瘦为美其实不能说没有关系。汤加人过去是以胖为美的，越胖越漂亮，那很显然，DSM 系统下暴食症的诊断标准在汤加文化之下可能就不适用。

同一种行为和心理，在不同文化背景和信仰体系下面是正常还是异常，差异可能会比较大。DSM系统本身是有文化局限性的。把DSM标准放到其他文化里面使用，很可能会出现误诊、过度诊断或者诊断不全的问题。

比如同样是精神萎靡、不爱说话等一些症状，在中国可能属于神经衰弱，但在DSM标准下面可能就是抑郁症。过度诊断的结果导致精神类药物的滥用。

所以美国的很多精神科医生也在批评DSM系统，因为它可能忽略了每个人不同的性格特点，而强行用一个标准把人的行为约束为正常或者非正常。

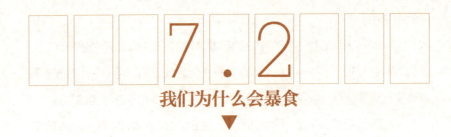

7.2 我们为什么会暴食

说一下暴食症的影响因素,这个很重要。一般来说,能找到暴食的原因,在改善方面就更容易有的放矢。

1.负面情绪

一说暴食,我们首先想到的就是压力。很多有暴食行为的人,都说压力大的时候容易暴食。比如有一项研究,让两组人完成一个自由演讲和一个心算任务,人为制造一种压力,然后提供巧克力布丁。结果发现,和非暴食症者相比,暴食症者摄入会更多一些[2]。

其实不仅仅是压力,生气、伤心、焦虑、孤独等都可能引发暴食行为。这就是说,暴食症者可能会用吃东西来应对负面情绪,调节情绪。另外也有研究发现,暴食症者常常有比较高的负面情绪,对负面情绪的耐受力一般也比较低。

这些负面情绪是多方面的,可以是来自工作的,也可以是来自家庭或者社会文化方面的。比如在社会文化方面,现在的社会推崇以瘦为美,甚至越瘦越美。这种审美观本身就不健康,而且会给很多人形成一种压力。

即便是本来就不胖的女孩子,也容易觉得自己胖,身材不好。

在这方面媒体起了不太光彩的作用,一打开电视,都是骨感美女,很多人可能电视都不敢看。有的研究就发现,暴食症者每周看电视的总时间跟暴食症的症状正相关。也就是说,每周看电视的时间越长,暴食症者暴食症状越严重[3]。

有不少研究都证实,对自己的身材和外貌有负面评价,也是暴食症者的一个常见特征。对自己的身材外貌越不满意的人,越有出现暴食行为的可能。

而且暴食症者可能也有这样一种行为模式,那就是对身材和外貌不满意,进而引起节食,节食之后,尤其是过度节食之后,往往又出现暴食行为。所以有些研究认为,过度节食是预测暴食症的一个因子。

比如有孪生子研究就发现,具有暴食基因的人,过度节食之后更容易出现暴食行为。

但是也有研究不支持这种说法,比如有的研究报告,在暴食的肥胖人群中,64%的人表示在节食之前已经开始暴食了。所以,节食和暴食,是不是有这种先后关系还不好说,但是至少有这种可能。

减肥,饮食控制很必要,但是要强调适度,千万不要过度节食。过度节食有可能发展为暴食症。另外过度节食也有可能造成很多其他饮食失调症,比如神经性厌食症,这种饮食失调很可怕。甚至有些学者认为夜食症可能也跟过度节食有关。

人际关系问题也可能诱发暴食症。比如有一项研究发现,不良的人际关系和暴食行为有显著关系。还有研究发现,暴食症者往往更有可能是在人际交往方面不自信、跟陌生人打交道能力差、表达情感能力不足的人[4]。

另外，暴食症者往往有完美主义的心理倾向，非常在意别人对自己的评价。因为总觉得很多方面都达不到别人的期望，所以暴食症者往往也表现为低人际自尊，觉得自己不如别人，周围人都在嘲笑自己。这些负面情绪很容易引发暴食行为。

一些问卷调查研究也报告，69%~100% 的暴食症者都认为是负面情绪引起了暴食行为。暴食发作之前，负面情绪增加。暴食的过程可能是对负面情绪的一种缓解，但暴食之后，往往暴食者的负面情绪又会加重。这种暴食后的负面情绪可能是暴食行为引起的，比如暴食后会觉得后悔、羞愧和懊恼。

负面情绪 ▶ 暴食 ▶ 后悔羞愧

总的来说，来自方方面面的负面情绪最终都有可能导致暴食行为。在缓解暴食症方面，不管暴食症者的负面情绪是来自哪方面的，针对性地改善这种负面情绪都很重要，这可能是治本的方法。比如来自人际关系方面的压力如果被认为是引发暴食的一个重要因素，那么就要首先考虑怎么疏导这种压力，解决好人际交往的问题。关于暴食症的治疗，我们后面还会详细讲。

2.人格特质

一般认为，暴食症者的人格特质一般有冲动性的特点，行动不计后果，控制能力较差。这种人格特质可能是暴食症的一个易感因素。

3.食物成瘾

有些学者用食物成瘾来解释暴食症,似乎也说得通。并且,食物成瘾跟肥胖本身往往也有关系,我们先说一下食物成瘾。

食物成瘾,跟酒精成瘾、吸烟成瘾、毒品成瘾类似。食物成瘾者,无法用理性来控制对食物的渴求。如果不吃某种食物,或者不吃很多食物的话,会产生渴求、焦虑、沮丧,重新获得食物刺激之后得到满足。但这个过程中,久而久之食物成瘾者会对食物刺激产生耐受性,一段时间后,同样的食物,或者同样多的食物已经不能带来满足,那么就会刺激食物成瘾者过量地进食,对食物的依赖越来越大,产生成瘾现象。

通俗地说,其实食物成瘾,跟喝酒上瘾很类似。一开始喝一点就够了,后来越喝越多,慢慢就离不开酒了。

对食物成瘾的研究很多,比如一项实验中,让大鼠自由摄入高脂肪高糖食物,发现有肥胖倾向的大鼠戒断时会出现跟药物成瘾一样的戒断反应[5],表现为焦虑、沮丧、愤怒的行为。也就是说,给我吃好吃的,我吃的时候很开心,没有好吃的就开始难受,产生特殊的心理生理反应,如同毒瘾发作一样。

食物成瘾的具体机制非常复杂,我们简单理解,就是在接受自己喜欢的东西的时候,人脑中的犒赏系统会分泌大量神经递质,其中最主要的就是多巴胺。多巴胺让我们产生愉悦感和幸福感。但是长期的高水平的多巴胺,会让多巴胺受体下调,这样我们身体就会变得对多巴胺不敏感,想获得愉悦和幸福感怎么办?就要增加刺激物,刺激更多多巴胺分泌。

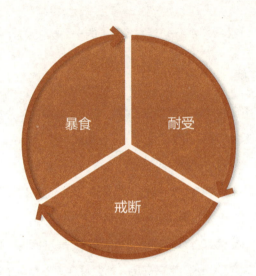

　　美食让我们大量分泌多巴胺,但长此以往我们的身体对多巴胺越来越不敏感,这样我们就需要更多的多巴胺来获得跟之前同样水平的愉悦感,所以我们只能吃更多的食物,通过过量进食来刺激更多的多巴胺分泌,这样就形成了成瘾的恶性循环。

　　这个时候一旦停止过量进食,身体肯定受不了,就会出现戒断反应。跟戒烟、戒酒、戒毒一样,要多难受有多难受。

　　DSM 系统中,食物成瘾的诊断标准跟烟草、酒精成瘾差不多。后来耶鲁大学心理学系的 Gearhardt 等在此基础上,发展出一个耶鲁食物成瘾量表(YFAS),这个量表后来被比较广泛地使用,成为一套比较权威的食物成瘾的诊断标准。

　　YFAS 诊断食物成瘾,主要有以下一些标准。

　　▶ 会吃比预计多的食物。

- 不吃或减少吃某种食物时,会很担忧。
- 贪食后会很长时间都感到无精打采,昏昏欲睡。
- 很多时候在吃了过量的某种食物后,会有后悔感。
- 一直食用同种类型或是同样数量的食物,即便知道它带来了情绪上和身体上的问题。
- 贪食长时间后,需要更多的食物才能达到想要的感觉。
- 减少或是停止吃某种食物时,会有戒断症状。
- 食物和饮食的行为引起显著的消极情绪或困扰。
- 食物和饮食的行为使社交活动出现了显著的问题。

那么暴食症能不能用食物成瘾来解释呢?有研究用 YFAS 测量了暴食症者的精神病理,发现 57% 的暴食症者都可以被诊断为食物成瘾。当然也有一些研究不支持把暴食症归为食物成瘾。

不管怎么样,有一些暴食症者确实可能存在食物成瘾的问题,所以改善食物成瘾,可能对改善暴食行为大有好处。

另外,单纯从减肥的角度讲,改善食物成瘾本身也是有必要的。因为食物成瘾行为跟肥胖本身是有关系的。比如 2013 年的一项调查研究数据说,食物成瘾在正常 BMI 人群中的比例约为 1.7%,超重人群中占 5.4%,而过度肥胖人群中,食物成瘾的比例能达到 11.3%[6]。

哪些食物容易成瘾?主要是高脂、高糖、高盐食物和咖啡因。高脂、高糖食物不用说,这方面的动物实验很多。给实验动物大量喂食高脂、高糖食物,实验动物会出现成瘾症状。对高盐食物我们以前不重视,实际上,有研究显示,高盐食物也是一种成瘾物质。

咖啡因的成瘾问题学术界关注比较早，因为咖啡因是一种能够提高精力、产生愉悦感的东西，所以咖啡因本身有潜在的成瘾性也不奇怪。另外，咖啡因能够增加人对食物的喜爱和依赖，促进我们吃更多的食物，所以咖啡因跟食物成瘾的关系可能非常密切。

4.家庭环境

家庭环境跟暴食症可能也有一定的关系。有些研究发现，儿童期被父母"工具性喂养"的孩子，成年后容易有更多的暴食行为。什么叫工具性喂养？就是说，孩子做得好，父母会用食物作为奖励，孩子做不好，父母会用剥夺食物的方式作为惩罚。

父母长期使用工具性喂养的方式，会让孩子把"进食"和"解决问题"联系在一起，形成一种观念，"进食就相当于处理问题"。当遇到问题或者负面情绪时，往往也会用进食的方式来应对。

另外，父母的进食方式也会影响孩子。有一项青少年群体的研究报告，女孩的暴食行为，跟父亲的暴食行为关系密切。也就是说，父母暴食，孩子可能也跟着"学会"了暴食。当然，这种影响机制目前还说不清。

反过来说，也有研究发现，跟父母一起住的大学生，暴食行为比自己单独住要少得多。这就是说，有父母陪着，监督着，一般也能减少子女的暴食行为。

所以，家庭成员对人的暴食行为的影响是两方面的，尤其是父母对子女。父母给予正面的影响和恰当的监督，就能减少子女的暴食行为；反过来说，错误的教育和引导方式也容易让子女产生暴食行为。

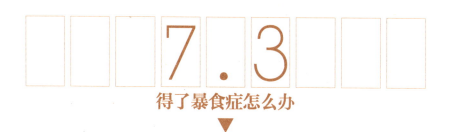

7.3 得了暴食症怎么办

如果得了暴食症,怎么办?其实前面在分析暴食症的原因的时候,很多人可能已经对这个问题有想法了。针对原因找答案,在缓解暴食症方面也一样。

因为暴食症属于精神障碍,那么通常的治疗方法,要么是吃药,要么是实施认知疗法或者行为疗法,或者两者结合起来。

药物治疗我们不讲,这类药当然是尽量不要吃,而且药物治疗的效果本身不能确定,复发率一般也很高。我们重点说一下认知和行为方面的治疗方法。

但首先强调,对暴食症这类心理问题的治疗,其实没有一种方法能适合所有人。暴食症的发病机制,本身现在就不是很清楚。学者分析跟负面情绪关系很大,但是负面情绪这东西,也是一个人一种情况,所以在治疗方面,必须针对每个人的具体情况来给每个人制订高度个人化的治疗方案。

所以我们讲暴食症的治疗,仍然是给一个总体的、参考性的东西,具体到个人,还要根据自己的情况来选择治疗方案。

1.缓解消极情绪

如果暴食症跟消极情绪有明显关系,那么首先应该找到自己消极情绪的来源。比如你的消极情绪来自于工作,那么就想办法解决问题,这可能是从根源上治疗暴食症的方法。

如果自己也找不到消极情绪的来源,那么平时也可以尝试一些释放压力的放松技巧。感觉到有压力的时候就做,做完一次放松之后,压力会立即减轻。经常做这类放松,对缓解压力很有好处。如果突然觉得情绪不稳定,有暴食发作的可能,那么也建议花几分钟做一下放松训练,一般来说对控制暴食行为都是有帮助的。

比如呼吸放松技术就是一种简单的放松技巧,需要的时间也不长,一般几分钟即可。

首先,做呼吸放松,建议找一处相对安静和通风良好的地方。具体的方法有以下的几种。

- 深呼吸。平躺或者舒服地坐着(没有条件也可以站着),一只手放在肚子上,另一只手放在胸部。先做一个长而缓慢的吸气,再做一个长而缓慢的呼气。使用腹式呼吸,吸气的时候,肚子鼓起来,放在肚子上的手升高,呼气的时候,放在肚子上的手下降,而放在胸部的手始终没有上下移动。呼吸的时候,注意力集中在呼吸动作上面。这个动作可以反复练习几分钟。
- 长息法。也是使用腹式呼吸,用鼻子吸气,吸气时默默数到一个数字,比如数到5或者6;再用嘴吐气,吐气的时候也默默地数数，数到吸气时数字的两倍，比如10或者12。每次练习，这种长息法重复8~10遍。

◗ 自然呼吸法。跟平时一样自然呼吸，用鼻子吸气，吸满之后屏住呼吸几秒钟，然后慢慢吐气。这种练习每次也是重复8~10遍。

还有一种常见的放松训练叫"自生训练法"。自生训练法用的是自我暗示的方法——全神贯注地感受四肢出现"温暖"和"沉重"感。这种方法是德国精神科医生 Schultz 发明的。他发现在一个人处在放松状态时，身体就会有"温暖"和"沉重"的感觉。温暖感是因为血管壁扩张，增加了肢体的血流量；沉重的感觉是肌肉放松的结果。

自生训练的具体方法很多，暗示语言多种多样，没有一定之规。常见的是以下的 6 个步骤。练习的时候，坐着或者躺着，以自己感觉舒适为准，全神贯注顺序体会下面 6 个步骤中的感觉。

沉重感： 我感到右臂很沉重→我感到左臂很沉重→我感到双臂都很沉重→我感到右腿很沉重→我感到左腿很沉重→我感到双腿都很沉重→我感到双臂和双腿都很沉重。

温暖感： 我感到右臂很温暖→我感到左臂很温暖→我感到双臂都很温暖→我感到右腿很温暖→我感到左腿很温暖→我感到双腿都很温暖→我感到双臂和双腿都很温暖。

心跳： 我的心跳很稳定而且规律（重复 4~5 遍）。

呼吸： 我的呼吸很平稳（重复 4~5 遍）。

腹部： 我的腹部很温暖（重复 4~5 遍）。

额头：我感到额头很凉爽（重复 4~5 遍）。

以上是常用的、简单有效的放松训练，除此之外，暴食症者应对生活中的不良情绪，也可以使用一些认知技巧。这里我给大家介绍一种很简单的方法，是积极心理学之父 Seligman 建议的，针对生活中不顺利的事的"反驳训练"。

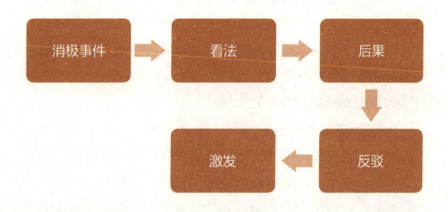

反驳训练是对你生活中不顺利的事，或者你心里的消极想法做出的积极回应。反驳训练包含 5 个步骤：消极的想法或事、看法、后果、反驳、激发。

举个例子。比如自己的某个朋友有一天突然对自己态度不好，这是一件消极的事，可能会让你心情很低落，那么针对这件事的反驳训练的 5 个步骤如下。

消极的想法或事：我今天心情很好，想讲一件有意思的事给 A 听，A 听完后冷笑了一声，说了句"没什么意思"就走了。

看法：我是不是什么地方得罪了 A？还是我什么地方做得不好？看来我不是个出色的人，所以 A 不喜欢我，很反感讨厌我。

后果：我也不打算再理 A 了，她不喜欢我，我也不喜欢她，我不需要任何人对我表示友好，让我开心。我不需要朋友。

反驳：A 跟我关系一直不错，以前我不开心的时候一直是她在开导我。上次我生病她也一直惦记我。平时早上说早安，晚上说晚安，我们关系一直很融洽。我们之间没有什么特殊的事发生，A 不会无缘无故不喜欢我。可能今天她有什么不开心的事，实在提不起精神。

激发：我不应该生气，也不应该自责或者自轻。这件事肯定是有原因的，我应该去找 A 谈一谈，看看她有什么不开心的事让她这样，现在可能正是她最需要朋友的时候。

这种反驳训练，暴食症者每天都应该做，把今天消极的想法或者事情找出来，反驳它，激发自己。反驳训练最好不要仅仅在脑子里做，用笔写下来效果更好。坚持一个月，会对缓解不良情绪很有好处。

很多暴食症者的一个共同的心理特征，就是对自己的体形和体重评价较低，非常在意别人在这方面对自己的看法。俗话说"心病还需心药治"，其实针对这个问题的认知治疗方法，就是把这件事想开，想明白，正确认识"胖"和"瘦"，正确评价自己的体形和体重。

遇到这类消极情绪，也完全可以使用反驳训练。下面我给大家举一个真实的例子。

有一个向我咨询减肥问题的女孩，稍微有点胖，但特别在意自己的体形。因为这件事她的人际交往逐渐出了问题，不敢跟别人说话，也不敢跟别人一起吃饭，因为怕别人说自己吃得多，而且还不敢穿黑色以外颜色的衣服，怕显得胖。

有一天，她出门的时候碰到一个不太熟悉的邻居，这个人盯着她看了一会儿然后笑了一下。她认为这个邻居心里是在嘲笑她胖，非常不开心。

这件事，我建议她用反驳训练。

消极的想法或事：楼上的人不怀好意地看了我几眼后偷笑了一下。

看法：是不是我又胖了？或者今天穿的衣服很显胖？

后果：我今天不能吃饭了，我也不想出去，所有人都看我，都嘲笑我。

反驳：我的腰围和臀围这两天都有减小的趋势，我饮食控制得也不错。我每天都穿差不多的衣服，很多人也都鼓励我穿得更鲜艳一点。我跟这个人不熟，但是平时也没有过节，她不应该笑话我。大街上胖子多了，大家都要生活，也没有谁因为胖就不出门，任何地方也没有规定胖子低人一等。自信的女孩，别人才会尊重她，自己都不自信，别人怎么能看得起呢？

激发：我坚持我的饮食方法，坚持一步步减肥，该吃饭就吃饭，该出门就出门。我不是为了一两个人活着，别人的看法也不能把我怎么样。只要我有决心减肥，我可以成为更好的自己。

2. 减肥

减肥属于治疗暴食症的常见行为疗法，有不少研究评价效果不错。对于有体重问题的暴食症者来说，减肥对缓解暴食问题有辅助作用。如果暴食症者的不良情绪来源主要是对自己身材的负面评价，那么减肥无疑对树立暴食症者的人际交往自信很有帮助，进而有利于解决暴食问题。

但这里应该注意，减肥的时候不要使用过度的、极端的、快速的减肥方法。因为这类方法一般都要求过度限制饮食热量，前面说了，过度节食本身就可能是暴食症的一个诱发因素。

所以，暴食症者减肥，我建议还是使用我上一本《我的最后一本减肥书》中的模块化饮食法。这种方法本身是健康慢减肥，不用过分挨饿，也不容易反弹，非常适合暴食症者使用。

另外，模块化饮食法还有一个好处，就是饮食结构非常合理，低脂、低添加糖、均衡营养、丰富的水果蔬菜和粗粮、低 GI 和高蛋白饮食，这对于改善食物成瘾本身都是有好处的。

低脂低添加糖、高水果蔬菜粗粮的摄入比例，有助于降低食物的愉悦刺激，改善食物成瘾；另外低 GI 饮食，有助于稳定血糖，使人不易产生饥饿感；最后，高蛋白有助于提供饱腹感。有一些研究认为，高蛋白质饮食本身就有助于缓解暴食症症状。

3.运动

有些研究认为运动对改善暴食症有不错的效果，一般建议每次 30 分钟左右的剧烈有氧运动效果比较好。具体实施的时候，可以选择自己能够坚持 30 分钟的最大运动强度的有氧运动，跑步、骑自行车、跳操、球类运动都不错。

运动的形式方面，多人参与的运动一般比一个人运动强。因为这样不但运动了，而且还进行了积极的社交。良好的人际交往是有助于改善暴食行为的。

运动时间也不见得必须达到 30 分钟。如果没有大块的时间，哪怕每次 10 分钟的运动，也比不运动好。这跟减肥是同样的道理，运动就比不运动强。

如果突然出现了情绪低落，接下来可能会出现暴食行为，放松训练也不能起作用的话，那么继续一个人待着是最不建议的方式。最好的方法就是出去运动，很可能运动下来之后，就不会那么想去吃东西了。

运动对抗暴食症，运动要求有规律，并且要坚持一段时间才可能看到更好的效果。建议每天都保持 30 分钟左右的中高强度有氧运动，必要的时候可以配合一些力量训练。

4.良好的人际交往

良好的人际交往，也非常有助于改善暴食症者的暴食行为。这方面的研究佐证也很多，这里就不罗列了。因为良好的人际关系有助于改善情绪问题，基本可以认为这对暴食症必然有好处。

所以建议有暴食问题的人，应该平时注意培养良好的人际关系，经常性地参与能给自己带来正面情绪的社交活动。情绪低落或有暴食发作征兆的时候多找朋友聊天，避免独处。

5.其他一些技巧

改善暴食症还有一些其他小技巧。比如食物应该少买，最好是一天买一天，甚至一顿买一顿的。不要买零食，更不要储存零食。暴食症发作的时候，如果手头没有食物，也在条件上限制了暴食行为。这在治疗暴食症的行为疗法中属于提高即刻暴食的成本。

很多暴食症者都有储存食物或零食的习惯，这是因为他们在暴食发作时，一般喜欢独自进食。如果身边没有现成可以吃的食物，暴食症者在暴食发作时马上进食的难度就增加了。

如果一定要储存食物，可以储存一些低热量密度的、低脂低添加糖的食物，比如水果蔬菜、粗粮制品，但是也不要储存太多。

尽量少独处，因为暴食症者很少会在周围有人的时候暴食，这也是改善暴食症的一个小技巧。

培养兴趣爱好，也有助于改善暴食行为。这在应对情绪性进食里面属于替换行为技巧。当感觉到情绪问题的时候，暴食者用进食来缓解情绪问题，如果能培养一种或几种兴趣爱好，出现情绪问题的时候，可以用这些方式来替代进食，解决情绪问题。比如看电影、听音乐、玩乐器、画画、阅读、做简单的手工、玩电脑游戏等，都是不错的选择。但注意，在情绪问题出现的时候，用来替代进食解决情绪问题的兴趣爱好难度不要太大，以免无法产生愉悦感。

最后，养宠物也是改善情绪问题进而缓解甚至治疗暴食症的一个非常好的方法。

[1] Chen H, & Jackson T. Prevalence and sociodemographic correlates of eating disorder endorsements among adolescents and young adults from China.European Eating Disorders Review. 2008,16(5):375-385.

[2] Laessle RG, & Schulz S. Stress-induced laboratory eating behavior in obese women with binge eating disorder. International Journal of Eating Disorders. 2009, 42(6):505-510.

[3] Burmeister JM, & Carels RA. Television use and binge eating in adults seeking weight loss treatment. Eating Behaviors. 2014, 15(1):83-86.

[4] Duchesne M,de Oliveira Falcone, E. M, de Freitas SR, D'Augustin JF,Marinho V, &Appolinario JC. Assessment of interpersonal skills in obese women with binge eating disorder. Journal of Health Psychology. 2012, 17(7):1065-1075.

[5] Pickering C, Alsio J, Hulting AL, et al. Withdrawal from free-choice high-fat high-sugar diet induces craving only in obesity-prone animals. Psychopharmacology. 2009, 204(3):431-443.

[6] Pedram P, Wadden D, Amini P, et al. Prevalence of food addiction and its association with obesity in the newfoundland population. Canadian Journal of Diabetes. 2013, 37(Suppl 2):243.

8

减肥时怎样防止营养不良和衰老

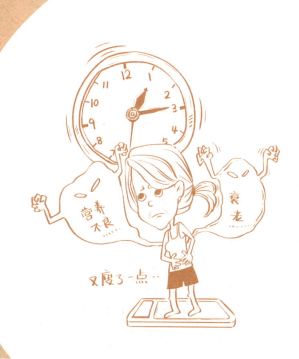

减肥为什么
让她看上去老了 10 岁

　　Alma 23 岁，身高 156 厘米，体重 61 公斤。因为觉得自己胖，一直在想各种方法减肥。Alma 在找我帮她减肥之前，使用过一段时间阿特金斯减肥法，但因为受不了各种副作用反应，减肥失败了。后来她参加了一个减肥营，减肥营使用的是低热量饮食配合大量运动的减肥方法。

　　这个减肥营提供两种食谱，体重超过 70 公斤的用一种，70 公斤以下的用另外一种。但这两种食谱，饮食热量都限制得非常严格。Alma 粗略算了一下，自己使用的 70 公斤以下的食谱，每天的热量摄入只有 1200 千卡左右。

　　吃这么少的东西，减肥营同时还安排了大量运动。每天的运动总时间将近 3 小时，包括各种有氧运动和所谓功能性训练。

　　减肥营是淘汰制，Alma 跟参加过上一期减肥营的学员打听，听说每次都会有一大半人中途退出。Alma 说她那时候想，自己一定要坚持够 2 个月，把体重降下来。

　　凭借这种决心，Alma 成为少数几个坚持到最后的学员。体重也从 61 公斤降到了 47 公斤。Alma 每次称体重都很高兴，认为自己终于减肥成功了，这两个月没有白吃苦。但是，Alma 每次照镜子，却又高兴不起来。

　　跟减肥前相比，Alma 说自己看起来老了 10 岁，头发变稀了，

· 案·例·

在阳光下面几乎能直接看到头皮，脸上的皮肤也变干燥没光泽，胸部、肚子上和手臂上的皮肤都很松弛。以前站着的时候她抬头挺胸，虽然胖但人很有精神。减肥之后，她形容自己像个老太太。而且在减肥营的时候，Alma 出现了月经紊乱的症状。

从减肥营出来后 1 个半月，Alma 的体重从 47 公斤反弹到了 63 公斤，比以前还重了 2 公斤。体重反弹之后，Alma 说自己看上去比以前精神多了，但更臃肿。

Alma 为什么人变瘦了，没有变漂亮，反而看起来还老了 10 岁呢？我分析了她在减肥营使用的食谱，还有她的运动减肥处方，发现她最主要的问题是营养不良。人体必需的营养素，她在这 2 个月中，有一多半都严重摄入不足。简单地说，Alma 的衰老很可能就是因为营养不良造成的。

离开减肥营之后，Alma 恢复了正常饮食，很多之前的问题都有所改善，但错误的减肥方法让她丢失了大量的肌肉，所以她体重反弹后，身体脂肪比例比以前还要高，这就是她看起来为什么胖了不止 2 公斤的原因。

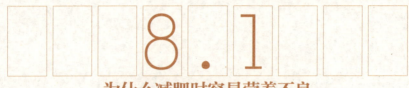

8.1 为什么减肥时容易营养不良

减肥的时候，我们一般会做两件事——节食和运动，这两件事都容易导致营养不良的发生。

减肥必定要控制饮食，少吃东西自然可能造成食物营养素摄入不足。不说过度节食的人，哪怕适度节食的人，都有可能造成某种或某几种营养素摄入不足。

人体是迄今为止宇宙中最复杂的有机体，人体的复杂程度远远超过我们的想象。举个简单的例子，人体内无时无刻不在进行着各种复杂的化学反应，这些化学反应数以万次，仅仅是催化这些化学反应的酶，在人体内就有几千种。

人体需要营养，就好像精密仪器的维护和维修，需要各种复杂的材料和零件。有些营养素，我们的身体自己能生产，叫非必需营养素；而有些营养素，我们的身体不能自己生产，或者生产的量跟不上使用，这些营养素叫必需营养素，必须要从食物中获得，要靠吃。

人体的必需营养素目前已知的就有40多种，比如最主要的三种营养素：蛋白质、脂肪、碳水化合物，还有各种维生素、矿物质和微量元素，都属于必需营养素。人想要活着,这些营养素缺一种也不行。如果缺乏严重,或者这些营养素摄入不均衡,那么人的健康就可能会出问题。

人体必需营养素

氨基酸(成人)	脂肪酸	碳水化合物	矿物质/微量元素	维生素
亮氨酸	ω-3系列脂肪酸	碳水化合物	钙	维生素A
异亮氨酸	ω-6系列脂肪酸		镁	维生素D
赖氨酸			磷	维生素E
蛋氨酸			钾	维生素K
苯丙氨酸			钠	维生素C
苏氨酸			硫	维生素B_1
色氨酸			铁	维生素B_2
缬氨酸			锌	维生素B_3
			铜	维生素B_5
			锰	维生素B_6
			硒	维生素B_{12}
			钴	叶酸
			铬	生物素
			氟	
			碘	
			硅	
			钼	

还有一些营养素,虽然不是保证人类生存所必需的,但是对保持健康非常重要,可以降低各种慢性病的发病风险。比如膳食纤维和植物化学营养素(番茄红素、花青素、叶黄素、大豆异黄酮等)。这些东西,虽然缺了,人不见得活不了,但是可能活不好。

拿上面说的降低慢性病发病风险的植物化学营养素来说,目前所知的就有上千种，这上千种植物营养素，我们目前只能通过食物来获取，可想而知，食物的种类吃得太少肯定不行。

所以吃是个大学问。想要健康，吃非常重要。大家千万别觉得，吃仅仅是口味和食欲的事情。所以，减肥的时候食物摄入减少，首先容易出现营养素摄入不足的问题。

比如有些人减肥，不敢吃肉蛋奶，吃得比较素，这样的话很多营养素就容易摄入不足，比如维生素 D、维生素 B_{12}、钙、铁、锌等。可能有些人不以为然，拿维生素 D 来说，可以晒太阳啊，其实没那么简单。

维生素 D 主要存在于动物性食物当中，所以严格的素食容易造成维生素 D 缺乏。晒太阳确实可以获取维生素 D，因为紫外线能刺激皮肤合成维生素 D。但是能不能靠晒太阳有效获取足够的维生素 D，这还要看你生活的地理位置和季节，还跟气候、空气污染程度、紫外线强度、服饰等有关。年龄和皮肤颜色也影响内源性维生素 D 的合成 [1]。

刺激皮肤合成维生素 D，需要 295~300nm 的紫外光，这种要求还是比较苛刻的，所以并不是说有阳光就行。紫外光辐射程度跟太阳高度角有关。拿北半球来说，一般认为，冬季，北纬 50 度的区域，就基本没有足够强度的紫外光了；北纬 40 度以上的区域，人的皮肤中就基本没有维生素 D 的合成了。

比如我国的东北部地区，大概是北纬 42 度以北，冬天的阳光就基本不足以合成足够的维生素 D，别说穿得多少，脱光了晒也没用。

但是在春、夏、秋季的话，东北部地区只暴露手、脸和手腕，每周 3 次，每次 20 分钟基本就可以提供足量的维生素 D，这是根据美国同纬度地区的研究结果推测的。

肤色黑的人和老年人，皮肤接受阳光合成维生素 D 的能力都较弱，需要适当多晒。防晒霜也会影响皮肤维生素 D 的合成。Holick 团队证实，SPF8 的防晒霜，可以完全阻止 1MED 的紫外线照射下皮肤合成维生素 D。

1MED 是什么意思？MED 就是红斑量。1MED 就是阳光照射皮肤出现轻微粉红色的照射量，也是轻度晒伤需要的照射量。

所以，拿我国来说，南方和大部分北方地区，春、夏、秋季都不是问题，除非你每天使用防晒霜，否则一般都能晒够。冬天要注意，有些地方纬度高，晒了也白晒，所以还必须注意通过饮食补充维生素 D。

这就是说，饮食始终还是获取营养素的唯一可靠途径。

另外，还有一些人对某些营养素的需要量天生就比较高，这类人群减肥控制饮食的时候就更容易出现营养素缺乏。

比如叶酸，人群中有约 10% 的人存在 MTHFR 基因同型多态性，这些人降低血液同型半胱氨酸所需要的叶酸量比一般人多。也就是说，对这种基因型的人来说，每天 400 微克的标准叶酸摄入量可能是不够的，需要额外加量。比如 Guinotte 等就发现，每天 800 微克叶酸摄入量，才可以满足特殊基因型人群的叶酸需求。

基因调控和营养需要之间的关系非常复杂，目前的研究也在初级阶段。但至少我们清楚了，每个个体的营养素需要量都不同，有可能某种基因型的人会表现出对某种营养素明显较高的需求。这就是说，对有些人来说，如果饮食不均衡或者不足量，出现营养不良的可能性就会比普通人大得多。

减肥的人还往往会安排大量运动，大量运动也容易造成身体营养素的缺乏。

运动过程会消耗大量能量，加速体内的多种化学反应，增加了身体对能量物质、酶、激素等的消耗量。

比如蛋白质，大量运动的人，需要量一般就是不运动的人的 1.5 倍左右。而运动量特别大的，甚至可以达到 2 倍。

大量运动还会增加身体氧化应激压力，身体抗氧化的需要会增加。这样，有抗氧化能力的某些营养素的需要量也会相应增加，比如维生素 C、维生素 E、铁、锌、硒等。

大量运动还会造成很多矿物质元素的过量丢失，比如钙、锌、铁等。所以，这些营养素的需要量也会增加。另外还有很多非必需营养素，也可能因为大量运动而增加需要量。

所以在减肥的时候，如果饮食摄入明显减少，再配合大量运动，非常容易造成营养素的缺乏。如果得不到及时补充，就可能造成营养不良，影响身体健康。

8.2 多吃蔬菜水果就不会导致维生素缺乏吗

我们有个观念，一说维生素，就想到蔬菜水果。很多人减肥时，蔬菜水果吃得比较多，认为这样维生素就不会缺了。实际上这是一个误区。

补充维生素，均衡膳食是基础。蔬菜水果要有，肉、蛋、奶类也都不能缺，因为主要存在于水果蔬菜里的维生素，实际上没几种。

比如，维生素 A、维生素 D 就主要存在于动物性食物里。当然，维生素 A 可以靠类胡萝卜素来转化。但维生素 D，植物性食物里含量极少。膳食维生素 E 的主要来源，实际上是植物油和种子、坚果，蔬菜水果里维生素 E 含量也不高。

维生素 B_1、烟酸（维生素 B_3）、泛酸这几种维生素，在动物性食物、酵母、豆类、干果、粮谷类食物里含量很丰富，光多吃水果蔬菜，而缺乏其他种类的食物，也不能保证充足的摄入量。生物素和维生素 B_6 的情况基本也类似。更不要说，烟酸的营养水平跟蛋白质的摄入量是有关系的，因为色氨酸能在人体内转化成烟酸。

维生素 B_2 的最好来源其实也是动物性食物，就是肉蛋奶。有些绿色蔬菜也能提供维生素 B_2，虽然不至于不够，但从数据上看，动物性食品消费量大的国家，人口维生素 B_2 的摄入量远远高于吃肉蛋奶少的国家[2]。而维生素 B_{12}，则几乎完全存在于动物性食物当中。

真的主要靠蔬菜水果获得的维生素，就只有维生素K、维生素C、叶酸，而且叶酸和维生素K，在动物性食品或豆类里也有。

所以，维生素和蔬菜水果不能画等号，蔬菜水果固然很重要，但仅仅从维生素的角度来讲，其他食物也必须足量摄入。减肥的时候，很多人动物性食品吃得少，这样的话，不说所有营养素，仅仅是维生素，都有可能出现缺乏的情况。

8.3 使用营养素补剂可以代替饮食吗

有人想,那我减肥的时候吃几片营养素补剂不就行了吗?必要时,使用营养素补剂是可以的,但是想要靠几片人工制作的营养素补剂来全面替代食物,目前还远远做不到。哪怕是再好的营养胶囊,想代替食物还差得远。

首先,营养素的种类很多,我们对它们的了解非常有限。维生素、矿物质、微量元素,这些东西虽然说现在我们好像很熟悉了,但其实也是刚刚基本摸清楚。现代营养学不是一门非常成熟的学科。我们从认识第一种维生素——维生素 A 到现在,也只有 100 年出头。1939 年,人类才分离出维生素 K。1957 年,我们才知道硒是一种必需营养素。

还有很多对我们有益的营养素,我们还不很了解。所以,想要营养均衡足量,目前也只能靠吃天然的食物。

而且,盲目使用补剂还容易造成营养素过量,有一定中毒危险。

因为营养素补剂在剂量方面,现在还没有特别严格的限制。很多补剂中会过量添加某些营养素,使用稍微不当,就容易出现问题。

比如维生素 A、D,就很容易出现过量,产生毒性。有些水溶性维生素,比如维生素 B_6,过量摄入也存在毒性。补剂形式的镁过量,会引起腹泻,甚至还有可能导致肾脏衰竭、极度低血压或心律失常。铁过量有可能导致肠胃病，对遗传性血色素沉着病人更是危险。碘过量，会产生甲状腺肿。

而通过食物摄入营养素，只要把握均衡饮食的原则，一般不容易产生过量。因为人的食量总是有限的，食物中的营养素含量，没有补剂中那么高度浓缩，除了极特殊的情况之外，一般不会导致过量摄入。但这里也要顺便提一句，并不是说通过食物摄入营养素绝对不会过量，有些东西还是不能吃太多。

比如在北极圈内生活的人很早以前就知道，北极熊的肝脏有毒，其实就是因为其中维生素 A 的含量过高。实际上何止北极熊的肝脏，我们吃的动物肝脏，如果经常大量食用，也有可能导致营养素过量。

比如羊肝或牛肝，维生素 A 含量一般都在每百克 20000 微克左右。维生素 A 的最高可耐受量只有每天 3000 微克。虽然偶尔吃点这类肝脏没有问题，相当于集中补充了维生素 A。但假如经常大量吃羊肝或者牛肝，长此以往就有可能导致维生素 A 中毒。

同样是羊肝，它的烟酸含量大概是每百克 22 毫克，烟酸的最高可耐受量一般是每天 35 毫克，一天吃 200 克左右羊肝，烟酸就毫无疑问过量了。不过烟酸过量，一般来说没有什么严重毒性，最多就是弄个大红脸（过量烟酸会造成暂时性皮肤潮红），过一会儿就好了。

有种客家美食叫"猪胆肝"，这种食物每百克铁含量能达到 181 毫克，相当高。铁的最高可耐受量是每天 40 毫克左右。按照动物性食物铁吸收率 40% 算，吃 100 克猪胆肝，就能获得 70 毫克左右的铁。每天吃的话，会造成慢性铁过量。

所以，食物来源的微量营养素，也不是完全不可能过量的。吃东西，还是要尽量做到种类丰富，但每种都不要吃太多，更不要常吃，尤其是吃动物内脏的时候，更要注意。

补剂也不是完全不能使用，在食物营养实在有可能摄入不足的情况下，适当使用营养素补剂作为补充也是可以的。但是这仅仅是起到一种补充和预防营养不良的作用，我们还是不能把营养的摄入"托付"给营养素补剂，即便是在减肥期间，我们也应该尽可能地保证食物营养素的充足均衡摄入。

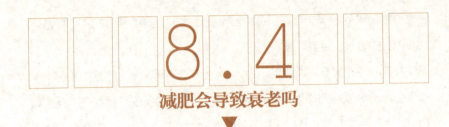

8.4 减肥会导致衰老吗

假如减肥过程中过度节食加上过量运动,造成了营养不良,的确有可能导致衰老。

比如蛋白质。蛋白质是构成身体最主要的营养素,蛋白质营养不良,就可能导致肌肉丢失,皮肤松弛老化,毛发脱落。锌是维持睾酮水平的一种重要营养素,缺乏的话会导致睾酮水平降低,低血睾酮水平也容易导致身体出现老化现象。

自由基被认为是导致人衰老的一种物质,自由基衰老理论的中心是氧化应激。

什么叫氧化?氧化指从原子或分子中移除电子的过程。这个不好理解,我们举个例子,铁生锈,就是一种氧化过程。很坚硬的铁变成又脆又软的铁锈,想象一下人体的细胞如果也经历这样一个氧化过程,有多可怕。

什么是自由基?自由基就是一种外层轨道或电子层含有一个未配对电子的分子。我们简单理解,自由基就是一种会在生物体内破坏细胞的东西。

生命离不开氧,但过多的氧,实际上是有毒的。所以很多理论认为,人体的衰老,各种慢性病的发生,都跟氧化应激有关。

减肥过程中,剧烈运动会增加自由基数量。运动本身增大耗氧量,增加细胞呼吸作用,可能会造成氧化应激的增加。运动时产生的某些激素,如肾上腺素,也会促进自由基产生。运动导致的细胞损伤和炎症反应,也会产生自由基。

所以,从这个角度讲,减肥时大量运动,给身体产生过大的氧化压力,如果这时人的抗氧化能力不足,是有可能导致人衰老的。这就需要身体有足够的抗氧化能力。那么说来说去,又说回营养的问题了。如果我们减肥时大量运动,饮食控制导致营养又跟不上,有抗氧化能力的营养素摄入不足,就有可能最终加速身体衰老。

这就是说,减肥的时候,一定不要过度节食,该吃的东西必须吃够。这方面,模块化饮食法本身就可以基本保证营养素的足量摄入,这也是它的优势之一。

8.5 减肥大量运动容易造成什么营养素缺乏

如果减肥的时候有特别大量的运动（比如说有过量有氧运动，同时还有过大运动量的力量训练），那么仅仅靠随意选择模块化饮食表里的食物，就显得缺乏侧重性。所以我们就说说减肥时在大量运动的情况下，哪些营养素最容易缺乏，如何在选择食物的时候，更有针对性地利用模块化饮食表。

减肥时如果安排大量运动，可能需要特别注意的营养素主要有这么几种：钙、锌、硒、镁、维生素 C、维生素 E、B 族维生素和 β-胡萝卜素。下面我们逐个简单说一下。

1. 钙

运动可能引起钙缺乏，尤其是有力量训练的健身者，原因主要是：

- 力量训练导致骨密度增加，增加钙需要量。
- 高蛋白饮食可能会增加尿钙丢失（高蛋白饮食对钙营养水平的影响还有争论）。
- 大量出汗也会增加钙丢失。有研究报道称，大学男子篮球运动员每次训练课通过汗液丢失的钙能达到247毫克。

钙的推荐量，我国 2013 年新版 DRIs 的数据是 50 岁以下成年人 800 毫克/天，最高可耐受量是 2000 毫克/天。一般来说，有大量运动的人，摄入量达到每天 1000~1200 毫克也就够了。

在模块化饮食食材的选择上，要注意多选择一些含钙高的食品。含钙比较丰富的食品首先是奶制品和豆制品。另外，菜花、甘蓝、鱼肉等含钙量也不小。但补钙涉及到一个吸收率问题，比较复杂。

不同食物的钙吸收率都不同，影响钙吸收的主要是草酸根。比如，菠菜钙含量不低，但吸收率非常低，只有 5% 左右，就是因为其中有大量草酸。菜花的吸收率比较高，大概能达到 60%。

常见食物钙含量（毫克/百克）

食物	钙含量	食物	钙含量	食物	钙含量
河虾	325	油菜	153	鲫鱼	79
海蟹	208	扇贝	142	西蓝花	67
黄豆	191	牛奶	104	鸡蛋	56
豆腐	164	小白菜	90	草鱼	38

如果害怕不够，打算使用一些补剂补钙，也涉及到一个吸收的问题。人们老在问，哪种钙比较好吸收？因为市面上销售的补钙产品有各种不同的钙化合物，弄得人们眼花缭乱，不知道哪种好。

最常见的是碳酸钙，它的特点是便宜，钙含量高（能达到 40% 左右）。但传统观点认为，碳酸钙必须在酸性环境中才能溶解吸收，所以最好跟食物一起吃。不过这种观点现在看来可能不一定对。但总的来说，钙补剂一般都是随餐服用更好。

柠檬酸钙、乙酸钙、苹果酸钙、氨基酸螯合钙、乳酸钙、葡萄糖酸钙，其实吸收率跟碳酸钙差别不大，但往往卖得比较贵。另外，这些钙化合物中的钙含量都不如碳酸钙高,有些还特别低,比如葡萄糖酸钙的钙含量才只有5%。所以买钙补剂的时候,要看好标签上写的是钙元素含量,还是钙的化合物含量。

还有些天然钙,比如牡蛎壳、骨粉或白云石。这类东西不比其他钙补剂更好,而且吸收率也不高。最主要的问题是,这类东西还可能含铅、汞、砷等污染物超标,所以最好谨慎选择,天然的不一定就更好。

钙的吸收率跟摄入量有关,超过一定量,摄入量越高吸收率越低。所以,一次性摄入钙补剂最好不要太高,最好是少量多次,有助于增加吸收量。

维生素D能促进钙吸收,补充维生素D最经济安全的办法就是晒太阳。受到季节和地理因素影响没办法靠晒太阳补充维生素D的话,要注意多吃一些鱼肉。

有些钙补剂很硬,胃酸不一定能浸透这些片剂,这类补剂吸收可能就比较差。有个办法可以测试钙补剂是否能被充分消化,就是把一片补充剂泡在一小杯醋里,时不时搅拌一下。半小时内如果药片能溶化,说明此钙补剂一般不存在难以消化的问题。

2.锌

人体内大概有300多种酶都需要锌,锌跟能量物质代谢关系密切,比如碳水化合物代谢途径中需要乳酸脱氢酶,这种酶就需要锌作为辅助因子。超氧化物歧化酶也需要锌,所以锌还跟抗氧化、抗衰老有关。

锌对核酸和蛋白质合成、细胞分化和复制来说都是必需的。锌还影响很多激素的产生和分泌,包括生长激素、甲状腺素、促性腺激素、性激素、胰岛素等。所以,锌对我们来说是一种非常重要的营养物质。

运动中,通过汗液人体容易丢失一部分锌。所以,从理论上推测,运动的确可能提高锌的需求量。

锌含量最高的食物是贝类，比如生蚝。牛肉等红肉锌含量也不低，白肉的锌含量大概只有红肉的一半。但需要注意，食物锌的吸收率不高，大概只有10%~40%，所以实际摄入量应该多于期望摄入量，要额外多吃一点。

常见食物锌含量（毫克/百克）

食物	锌含量	食物	锌含量	食物	锌含量
生蚝肉	71	口蘑	9	燕麦片	3
螺蛳	10	香菇	9	龙虾	3
扇贝	12	松子	9	牛肉	5

所以，有大量运动的减肥者，尤其是男性，在选择食物方面，应该适当多选一些贝类和红肉。如果受饮食条件限制，可以适当补充一些补剂形式的锌。锌的最高可耐受量，我国的建议是每天40毫克，使用补剂的话，一般不建议超过每天7~10毫克的补充量。

3.硒

运动会不会引起硒需求量增加，目前的研究有限，而且结论往往相互矛盾。有些研究发现运动会增加硒的需求，尤其是对于没有训练的普通人来说，但有些研究却没有发现这种相关性。

硒跟运动可能有关，主要是因为它参与抗氧化。有不少研究都发现，补充硒确实能增强运动员的抗氧化能力。还有研究发现，缺硒也可能降低血清睾酮水平。大多数人的饮食可能不能满足硒的最低需求，所以长期高强度运动的减肥者，可能少量补充一些硒还是有好处的。

食物中的硒从哪里来？主要是土壤。但不同地区土壤的硒含量差别很大，所以有些地区属于富硒区，有些是贫硒区。美国、加拿大属于前者，瑞典、新西兰属于后者。在我国，从东北到西南有一条很宽的低硒地区。比如黑龙江克山县，就是典型的硒缺乏地区；湖北恩施市和陕西紫阳县等地区，又因为土壤硒含量过高，使当地人容易出现地方性硒中毒。

不同地区生长的农作物，硒含量差别很大。比如克山地区的玉米含硒量跟富硒区玉米比，能低 1000 倍以上。同样，吃含硒量不同的饲料长大的牲畜，体内含硒量也不一样。所以，说什么食物含硒量高，还要看产地。但总的来说，海产品、动物内脏、酵母、麦片等硒含量都比较高。

我国硒的推荐量是成年人 60 微克/天。大运动量的运动者硒摄入量一般认为约 100 微克/天。

硒过量会中毒，硒中毒主要的表现是头发脱落和指甲变形。严重的会出现麻痹症状，甚至死亡。所以如果要使用补剂，一定要注意剂量。市面上销售的补硒产品含量一般在 50~200 微克之间，只要产品标注的含量无误，按说明补充基本是安全的。

4.镁

均衡膳食的健康人很少出现镁缺乏，因为很多食物中都含有镁。镁缺乏一般跟胃肠道疾病和酗酒有关。

镁是叶绿素的组成部分，所以绿叶蔬菜镁含量都比较高，其次是肉、淀粉类食物和牛奶。精制食物中镁含量很低。镁的吸收率也不高，平均为 30%~50%。饮用水中也含有镁，但不同水质含量差别很大。

运动可能会增加镁的需要量，运动还会导致汗液和尿液镁丢失。所以有大量运动的减肥者，在饮食方面要注意镁的补充。在模块化饮食食材的选择方面，多选择绿叶蔬菜。能做到这一点的话，一般不需要补充镁补剂。

8.6 减肥与抗氧化剂补充——维生素C、维生素E和β-胡萝卜素

因为运动会增加身体抗氧化的压力,所以在饮食营养方面应该注意摄入充足的抗氧化营养素,这些营养素主要有:维生素C、维生素E、类胡萝卜素、多酚、辅酶Q10、锌、硒、牛磺酸、蕃茄红素等。我们这里主要说一下维生素C、维生素E和β-胡萝卜素。

1.维生素C

维生素C是一种水溶性抗氧化物质,绝大多数生物可以合成,但人没有这个能力。富含维生素C的食物主要是新鲜的水果蔬菜,这里要强调"新鲜"两个字,因为食物中的维生素C不稳定,在蔬菜水果储存加工过程中很可能被大量破坏。

水果蔬菜的摄入量方面,模块化饮食法的建议量完全可以满足维生素C的需要。只要在购买时注意选新鲜的,买回去之后马上吃掉就可以了。

如果要使用维生素C补剂,那么具体补充建议是:运动前2小时左右可以补充100毫克维生素C,训练后再补充100毫克一般就可以了。

有些人使用维生素C补剂的量很大。大量补充维生素C有没有副作用呢？过去认为会出现反弹性坏血病，这种说法其实缺乏明确证据。维生素C过量可能主要有两个问题：一个是理论上有可能轻微增加肾结石的发病率，另一个是可能造成铁过量。

已有肾结石问题的人，或有地中海贫血这类铁过量疾病的人，最好谨慎使用维生素补剂。健康人按照上面说的剂量服用一般不会有什么问题。

2.维生素E

维生素E方面，有效的维生素E，也就是α-生育酚含量比较高的东西，主要是小麦胚芽油、红花籽油、菜籽油、杏仁、葵花籽。拿菜籽油来说，一汤匙里大概有6毫克α-生育酚，每天2小勺就能满足一日所需。但大豆油、玉米油里的α-生育酚含量就比较少，所以补充维生素E的作用并不好。

模块化饮食表中部分食物的维生素E含量（毫克/百克可食）

食物	α-生育酚含量	食物	α-生育酚含量	食物	α-生育酚含量
葵花籽油	38	鸡蛋	1	花生仁	10
核桃	25	玉米油	14	南瓜籽	4
花生油	17	松子	29	葵花籽	75

如果要吃维生素E补剂，要注意3点：

❱ 选择d-α-生育酚，别选dl-α-生育酚，前者有效活性要高得多。

❱ 别过量，平均每日10毫克左右也就足够了。

❱ 维生素E补剂最好跟一点脂肪一起摄入。

3. β-胡萝卜素

β-胡萝卜素也是重要的脂溶性抗氧化物。这里注意，补剂形式的大剂量 β-胡萝卜素安全性还有争议，所以最好不用。食物中 β-胡萝卜素很容易摄入，萝卜、红薯、南瓜等橙红色的水果蔬菜和深绿色蔬菜，比如西蓝花里含量很高，不用吃很多即可大量摄取。使用模块化饮食法的时候可以注意多选一点这些食物。

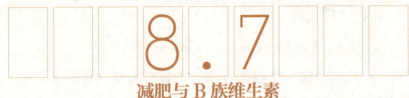

8.7 减肥与 B 族维生素

多数 B 族维生素跟能量物质的代谢有关，所以运动人群可能有必要额外补充 B 族维生素。但 B 族维生素有很多种，即便对运动人群来说，也不是每一种都需要补充。

B 族维生素里面，泛酸（维生素 B_5）和生物素在绝大多数食物中都存在，只要每天吃饱饭，基本不可能缺乏。

B_{12} 和叶酸跟运动关系都不太大，尤其是 B_{12}。维生素 B_{12} 每日需要量极小，健康人即使不摄入 B_{12}，体内的储存也够用好几年。叶酸这种维生素比较特殊，食物来源的叶酸吸收率比较低，补剂形式的就好得多。所以，如果平时深绿色叶菜或豆类吃得比较少，可以买点叶酸补剂来吃，但大量运动的减肥者倒不一定必须要额外补充叶酸。

模块化饮食表中部分食物的叶酸含量（微克/百克可食）

食物	叶酸含量	食物	叶酸含量	食物	叶酸含量
西瓜籽	223	鸡蛋	71	柑橘	53
芦笋	146	花生仁	64	豆腐	39
油菜	104	小白菜	57	草莓	32
西蓝花	30	大白菜	15	芹菜	14

我逐一说说剩下的几种 B 族维生素。

1. 硫胺素（维生素 B_1）。我国 2013 年新版 DRIs 的推荐量是成年男性 1.4 毫克/天，女性 1.2 毫克/天。大运动量的减肥者，需要量可能增加至推荐量的 1~2 倍。

含硫胺素比较丰富的食物有大部分动物内脏、全麦食物、杂粮、豌豆、芦笋、芹菜、酵母。这些食物我们应该注意多选择。动物内脏在模块化饮食表里没有，但因为动物内脏营养素富集程度比较高，热量也不算大，所以我们可以在模块化饮食以外，每周专门吃一次动物内脏，比如动物肝、肾等，每次只需要 15~30 克就足够了。

2. 核黄素（维生素 B_2）。核黄素跟蛋白质、脂肪、碳水化合物的能量产生都有关系。我国目前的推荐量是成年男性 1.4 毫克/天，女性 1.2 毫克/天。大量运动的人，增加到推荐量的 1~2 倍足矣。

食物补充核黄素的话，在使用模块化饮食法时，9 大类食物都要按照推荐份数吃够，在这个基础上，蔬菜方面再多选择菜花、芦笋、菠菜就可以了。

3. 烟酸（维生素 B_3）。烟酸跟蛋白质、碳水化合物、脂肪的能量产生都有关。现在我国的推荐量是成年男性 15 毫克/天，女性 12 毫克/天。大量运动的人群建议稍微增加一些即可。

含烟酸比较丰富的食物有肉类、谷类、豆类。因为色氨酸在体内能转化成烟酸，动物蛋白摄入比较多的人，烟酸一般都不会缺乏。所以，模块化饮食法一般足够满足运动人群的烟酸需要。

4. 维生素 B_6。这种维生素主要跟糖原和蛋白质代谢有关。体内储存的糖原想变成葡萄糖，氨基酸想转换利用，都需要维生素 B_6，所以这东西跟运动关系密切。

维生素 B_6 的推荐量,国内现在是50岁以下成年男女都是1.4毫克/天。大量运动的人,维生素 B_6 需要量可能会增加,但一般达到 3~5 毫克/天也就足够了。

维生素 B_6 跟别的 B 族维生素不一样,这东西容易产生毒性,但一般要达到药物剂量才会中毒。比如治疗经前综合征、哮喘有时会用到 B_6。维生素 B_6 的最高耐受上限是60毫克/天,低于这个剂量一般没有太大问题。

食物补充维生素 B_6 还是很安全的。肉、蔬菜、坚果、香蕉、全谷物食物里含维生素 B_6 都很丰富,比如100克鸡胸肉里就有大约0.6毫克维生素 B_6。所以,正确使用模块化饮食法,即便运动量比较大的人,也一般不需要吃补剂额外补充。

有些人喜欢吃一点复合维生素 B 族补剂,不是不可以,但要看好各种 B 族维生素的含量,最好不要选择超过推荐量3倍的补剂。有些品牌的 B 族维生素含量很高,每一种 B 族维生素含量都能达到 50~100 毫克,这么大的剂量不但是一种浪费,而且也不安全。

8.8 女性减肥尤其应该注意补充钙和铁

对减肥的女性来说，有两种营养素是特别需要注意的，一个是铁，一个是钙。因为减肥的女性食物控制可能会比较极端，所以优质的铁摄入来源本身就是问题。大量运动也容易造成铁丢失。并且对女性来说，每个月通过月经还会丢失不少铁。钙则跟女性的骨骼健康息息相关。

铁缺乏在全球范围内都是个突出的问题，铁缺乏对免疫功能、运动能力、人的行为和认知能力都有影响。缺铁，典型的表现是乏力、疲倦、无精打采。要注意，铁缺乏不一定都是贫血。但铁缺乏和贫血没有本质的区别，只是一个量的积累问题。铁缺乏到一定程度，血红蛋白明显减少，就属于贫血了。

缺铁还有一种可能的表现就是异食癖，比如突然喜欢吃冰，或者土等一些不能吃的东西。

人体对铁有比较好的周转调节机制，但人体内储存的铁数量有限，一般来说也只有 2~3 克（有些数据更少）。长期铁摄入不足或过量丢失，都可能引起缺铁。一次性丢失大量血液，也会引起缺铁。这对女生来说就非常值得注意，因为每个月女性通过月经会丢失不少的铁。

运动也会增加人体对铁的需要量，尤其是长时间的有氧耐力运动。这可能跟运动刺激血管、血红蛋白和红细胞数量增加,以及剧烈运动引起的红细胞破坏等都有关系。运动员剧烈运动有时会出现血尿,这可能跟膀胱壁的物理性损伤有关。同样,经常在硬地上跑步,还可能出现一种称为"足撞击"的溶血(红细胞破坏)现象。这都是运动导致铁丢失的途径。

食物里的铁吸收率普遍不高,理想的情况也一般不会超过50%。日常膳食铁的吸收一般就是10%~20%,存在大量干扰铁吸收的情况时,这个吸收率还会降低,往往只有个位数(比如严格的素食者)。肉类中的铁,吸收利用率要高一些,是很好的膳食铁来源。植物性食物中的铁主要是非血红素铁,生物利用率比较低。

所以说对补铁来说,吃肉的确很重要,尤其是红肉。除了血红素铁的原因之外,很多肉类里还存在一种MFP因子,这东西也可以促进同时食用的其他食物中非血红素铁的吸收。注意,这意味着肉要跟其他食物一起吃,才会获得这种好处。

模块化饮食表中部分食物的铁含量(毫克/百克可食)

食物	铁含量	食物	铁含量	食物	铁含量
黑木耳	97	黄豆	8	羊肉	4
海参	13	核桃	7	牛肉	3
荞麦	10	小米	5	花生	3

对铁吸收来说,主要的促进因素有以下几个,减肥的女性要尤其注意。

> 维生素C。这是众所周知的促进铁吸收的东西,它能明显提高食物中非血红素铁的吸收率。Hallberg等通过研究建议,每餐里应该包含50毫克维生素C来促进铁的吸收,这

大致相当于一个橙子的量。

◗ 肉类中的MFP因子。这提示每餐最好有一点肉，即使少量肉类，也能起到这一作用。

◗ 其他营养素，比如维生素A、β-胡萝卜素等都被认为有助于膳食铁的吸收。

对铁吸收的不利因素，主要有：

◗ 肌醇六磷酸盐。这种东西主要存在于谷物、种籽、豆类、坚果里面，蔬菜水果里也含有一些。肌醇六磷酸盐对铁的吸收有比较明显的影响。高纤维的食物里往往富含肌醇六磷酸盐。维生素C能对抗肌醇六磷酸盐对铁吸收的抑制作用。

所以，减肥饮食强调高膳食纤维摄入，往往更容易造成铁缺乏。从铁吸收的角度来说，这就要注意维生素C的补充和增加肉类的摄入量。

◗ 多酚类化合物。比如茶、咖啡、可可、红酒和多数蔬菜里面的多酚类物质都能抑制非血红素铁的吸收。蔬菜不能不吃，但如果可能有贫血问题，那么吃饭的时候最好不要喝茶或者咖啡，尤其是茶。有的研究报告，吃一顿汉堡的同时喝茶，能使这一餐中的非血红素铁吸收率下降62%。

还有的研究说，一顿以面包为基础的饮食中，一杯红酒能使铁吸收下降75%。大家注意，为什么要说具体吃了些什么，才能知道饮料对铁吸收的影响呢？因为这跟饮食的类型有关系，饮食中如果有肉类或者维生素C，那么多酚类物质的影响就可能会打折扣。

◗ 钙。钙对铁的吸收有影响，但这种影响并不是特别突出。

有人问铁锅能不能补铁，答案是肯定的，无非是个效果好坏的问题。有数据说用玻璃炊具煮的100克细面条中含铁大约3毫克，换用铁炊具煮则大约含铁87毫克。尤其是在酸性环境中，比如烹调西红柿之类的蔬菜，或添加醋的时候，铁炊具的铁溶出量还是很可观的。

虽然这种情况下溶出的铁属于非血红素铁，吸收率有限，但对补铁毕竟还是有帮助的，尤其是在食物中含有维生素C的情况下。当然，铁锅不能作为补铁的主要途径，但这并不能说明使用铁锅对补铁没有帮助。

最后说一句，补铁是个"功夫活"。比如每次献血，一般会丢失210~240毫克铁，但即便是肉类较多的饮食，也要6~8个月才能补充这些丢失的铁，所以补铁还是要细水长流，慢慢来。

8.9 减肥的女性如何补钙

不当的减肥容易导致钙丢失,进而会导致骨骼健康问题,这对女性来说尤其重要。从美国的数据看,50 岁以上的女性,估计有 1/2 会经历与骨质疏松有关的骨折,男性则是 1/8[3]。

有人可能会想,我离 50 岁还远着呢,但补钙可以说是一辈子的事,年轻的时候骨钙底子好,中老年的时候,骨质疏松的可能性就会降低。所以,关注骨骼健康,真的必须从娃娃抓起。

老说钙流失,钙是怎么流失的?从哪儿流失到哪儿?很多人不一定清楚。说补钙,必须先了解这个问题。

我们身体里的钙,成年男性总共大概有 1.2 公斤左右,99% 都在骨头里。所以,骨骼是我们身体的一个钙仓库,这就好像肌肉能储存蛋白质,骨骼能储存钙。

很多人认为钙的作用就是构成骨骼,支撑身体。这只是钙作用的一个部分。其实钙离子跟凝血、神经冲动传递、肌肉收缩、酶反应激活、激素分泌等都有关。所以,钙对我们来说非常重要。我们平时说的缺钙,往往是指骨骼钙。假如血液中钙离子浓度降低,低血钙,那就非常危险了。

但低血钙一般不会出现,因为钙对生理活动非常重要,所以血液中的钙浓度几乎是恒定的,这叫"钙的内稳态"。正常情况下,身体不会允许血液中的钙过高或过低,甚至稍微高点低点也不可以。这种精确的调节机制非常复杂,我们现在也没有完全弄清楚。

所以,假如我们最近钙摄入不足,血钙降低,身体就会从钙仓库里调一些钙出来补上。钙仓库在哪儿?前面说了,就是骨骼。这种情况下,血液钙稳定了,骨头里的钙就少一点了。

钙从骨头里被取出来,跟饮食来源的钙一起,参与各种生理活动,有些能回到骨头里去,这是身体的钙循环。有些则排出体外。钙的排出,主要通过肠道、尿液和汗液。极少量的钙还可以通过头发和指甲排出。

骨骼里的钙在不断地增加和减少,增加的比减少的多,我们叫骨骼重建,这时候骨密度增高;减少的比增加的多,就叫骨质丢失,骨密度降低。骨质丢失到一定程度,比如骨密度低于正常性别、年龄的 2.5 个标准差(标准也未必都一样)时,就叫骨质疏松。

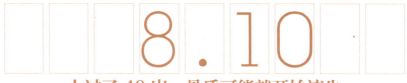

8.10 人过了 40 岁,骨质可能就开始流失

人长身体的时候,儿童期、青年期,骨密度一般是逐渐增加的。这段时间是我们往骨头里存钙的时间。存钙相当于存钱,年轻的时候多存点,老了以后手头就富裕点。年轻的时候,骨密度高,年老后骨质疏松的概率就会降低。

所以年轻时往骨头里存钙非常重要,过了这个阶段,想再提高骨钙量,也能做到,但比较困难。比如有些研究报告,年轻时因为训练和营养问题导致骨密度不理想的女运动员,退役很多年之后,骨质疏松和应力性骨折的风险仍然很大。所以,这就是年轻女孩也应该注意减肥不要导致钙丢失的原因。因为年轻的时候,骨骼钙有多少相当于给以后打基础。

人骨质的积累主要在 20 岁之前完成,之后稳定地缓慢地增加骨量。一般在 30~35 岁时,骨密度达到峰值。过了 40~50 岁,骨密度就开始逐渐下降。骨密度下降,女性一般比男性早。有数据说,50 岁左右的时候,男性平均每年丢失大概 0.4% 的骨量,但女性 35 岁时的骨量丢失已经达到 50 岁男性的 2 倍了。这类研究数据一般都有比较大的差异,但总的来说,趋势是比较稳定的。

但骨质丢失最后会不会演变到骨质疏松的程度,有资料认为60%~80%跟基因有关,我们能人为控制的20%~40%一般跟生活方式有关。

大多数跟骨质疏松有关的生活习惯,都离不开饮食钙吸收、沉积和身体钙丢失。关于引起钙丢失的因素,现在的研究结论还不统一。一般来说,吸烟、服入咖啡因、饮酒、久坐的生活方式,以及高盐摄入、高磷摄入等,都有可能引起钙丢失。下节我重点说说关于钙吸收的问题。

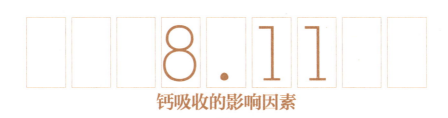

8.11 钙吸收的影响因素

促进食物钙吸收或骨骼钙沉积的因素，主要有下面几种。

1. 饮食钙摄入量。钙摄入量越多，吸收率越低。不过大家不要误解，我们说的是吸收率降低，钙摄入量越多，吸收的钙的总量还是提高的。但建议一次补钙剂量不易超过 500 毫克。

2. 乳糖、氨基酸。一般来说，有乳糖存在的时候，膳食中的钙吸收量会增加。同样，动物实验报告，膳食中的必需氨基酸能促进钙的吸收。这就是说，每餐吃一些肉蛋奶类食品，可能对钙吸收有好处。

3. 低磷。低磷膳食一般认为有助于钙吸收（这个问题还有争议），从这个角度讲要少喝可乐类饮料。

4. 草酸、植酸等干扰成分。草酸、植酸不用说，容易跟钙结合成无法分解的钙盐，减少钙的吸收。所以，如果考虑有效补钙的话，有些有酸涩味的蔬菜最好不要跟高钙食物一起吃，粗粮也是一样。

5. 维生素 D。这个不用说，大家都知道，维生素 D 能促进钙的吸收。另外，有些研究发现维生素 K 摄入量过低，也可能导致骨质丢失。

6. 遗传。

7. 体力活动。钙跟健身是有关系的，适量运动，尤其是力量训练，对钙吸收和钙沉积有很好的促进作用，这不管是对成年人还是孩子来说都是一样的。实际上这件事也好理解，运动增加了骨骼承受的压力，骨骼就必须变得结实来应对这种压力。

运动对骨骼健康的影响，注意下面几点。

首先，选择什么运动。一般来说，负重运动最好，也就是力量训练。但这并不是说其他运动就完全没用。有氧运动也是有效的，只不过效果要差一点。甚至有研究认为，对于绝经期女性来说，每天步行也有助于骨骼健康。

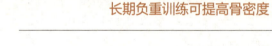

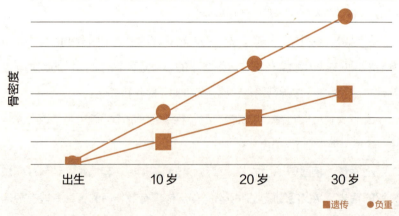

其次，运动对骨骼健康的影响，是运动哪儿管哪儿。比如跑步，对脊柱和股骨的骨密度提高都有帮助，但对桡骨，也就是手臂上的骨头没有什么有益的作用。还有研究报告，网球运动员，经常挥拍的手臂，骨密度比非持拍手臂要高。这就是说，想要增加骨密度，最好是做全身性的运动。

再者，运动注意适量。尤其是对女孩子来说，过量运动有可能改变垂体促性腺激素的分泌，引起月经紊乱，进而对雌激素产生影响，最后则会直接影响到骨骼健康。所以，过量运动，尤其是同时伴有过度节食，有可能导致月经问题和骨密度降低。运动要适量，这很重要。

所以，减肥的女性不管多大年龄，都应该注意骨骼健康问题。一方面，多吃含钙高的食物，必要的时候使用一些钙补剂。另外，上面提到的不利于钙吸收和骨钙沉积的事情都不要做，多做有利于钙吸收和骨钙沉积的事。

[1] 周波等.中国北方老年人血浆维生素D水平的季节变化.中国骨质疏松杂志.2003,9(3):191-192.

[2] 荫士安等译.现代营养学第9版.北京:人民卫生出版社.2008.11.

[3] World Health Organization.Preventionand management ofosteoporosis.World Health Organ Tech Rep Ser.2003,921:1-164.